DROEMER

Werner Dopfer

SEELENSCHERBEN

Wenn die Normalität zerbricht

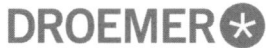

Personen- und Ortsnamen sowie Nebenumstände
der geschilderten Fälle wurden verfremdet, um die
Persönlichkeitsrechte der Beteiligten zu wahren.

Besuchen Sie uns im Internet:
www.droemer-knaur.de

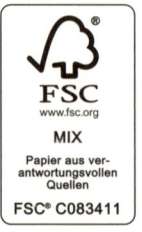

Deutsche Erstausgabe November 2014
Droemer Taschenbuch
Copyright © 2014 für die deutschsprachige Ausgabe
bei Droemer Taschenbuch.
Ein Unternehmen der Droemerschen Verlagsanstalt
Th. Knaur Nachf. GmbH & Co. KG, München.
Alle Rechte vorbehalten. Das Werk darf – auch teilweise –
nur mit Genehmigung des Verlags wiedergegeben werden.
Redaktion: Franz Leipold
Covergestaltung: NETWORK! Werbeagentur, München
Coverabbildung: © plainpicture/Elektrons 08
Satz: Adobe InDesign im Verlag
Druck und Bindung: CPI books GmbH, Leck
ISBN 978-3-426-30064-0

2 4 5 3 1

INHALT

Wir heilen niemanden. Wir stehen nur daneben
und feuern sie an, während sie sich selbst heilen.

Erich Fromm, Psychoanalytiker, Philosoph
und Sozialpsychologe (1900–1980)

EINSTIMMUNG

Es tut weh, sich der Realität zu stellen …

S eit mehr als 20 Jahren höre ich Menschen zu. Viele der mir offenbarten Lebensgeschichten weisen starke Ähnlichkeiten auf. Häufig finden wir uns auch selbst, mit all unseren menschlichen Phantasien und individuellen Erlebnissen, in den einzelnen Schicksalen wieder. Der Grat zwischen der Normalität und dem Abnormen, zwischen Gesundheit und Krankheit, aber auch zwischen Gut und Böse ist ein sehr schmaler. Unser ganzes Leben gehen wir auf diesem Grat. Manchmal verlieren wir jedoch die Balance, drohen zu stürzen oder fallen in den Abgrund und benötigen Hilfe. Jemand, der uns hilft, die Seelenscherben zu sortieren und die Vase der Psyche neu zu gestalten.

Ziel einer Psychotherapie ist es, innere Konflikte zu erkennen und zu durchdringen sowie neue Möglichkeiten zu finden, mit Schicksalen, Problemen und Herausforderungen umzugehen.

Ist die Psychotherapie erfolgreich, befreit sie den Patienten von reflexhaften, automatisierten Verhaltensweisen, quälenden Gedanken und schädlichen wiederkehrenden emotionalen Eruptionen. Sie hilft dabei, sich selbst und die

Welt unverstellt wahrzunehmen, realistisch einzuschätzen und gefährliche Lebensfallen zu beseitigen.

Im Grunde genommen ist Psychotherapie jedoch eine unmögliche Aufgabe, denn sie kann nie perfekt sein.

Viele Menschen, die sich bisher vertrauensvoll an mich gewandt haben, durfte ich auf ihrem persönlichen Lebensweg ein Stück begleiten. Sie zu ermutigen und ihnen mit unterstützenden Fragen und psychologisch hilfreichen Impulsen den Weg der Veränderung zu ermöglichen beziehungsweise zu erleichtern, war und ist mein Ziel. Einigen konnte ich leider nicht helfen. Entweder war die Dynamik der Erkrankung schon zu weit fortgeschritten oder die Konfrontation mit der Realität war für den Patienten zu schmerzhaft. Mitunter lag es vermutlich auch an ganz profanen und trivialen Gründen: weil es mir als Therapeut mit meinen Fähigkeiten und Methoden nicht gelang.

Eine wesentliche Erkenntnis habe ich in all den Jahren in der Arbeit mit meinen Patienten gewonnen: Der Therapeut ist eine Station im Leben eines hilfesuchenden Menschen und erfüllt vorübergehend eine Rolle – als Ersatzmutter oder Ersatzvater, Ratgeber, Wegweiser, Ermutiger, Unterstützer, Aufklärer, Vertrauter oder aber als nur aufmerksamer Zuhörer. Rollen, die besser jemand anderes zu einem früheren Zeitpunkt hätte erfüllen sollen.

So gesehen sind wir Therapeuten »Katalysatoren für die Seele und Verbündete auf Zeit«.

Unzählige Geschehnisse aus meiner Praxis haben mich inspiriert und tief berührt. Dabei wurde mir immer wieder schmerzhaft bewusst: Unsere Psyche ist nur ein Lufthauch verglichen mit dem Sturm der Realität.

Die Geschichten dieses Buches erzählen von Menschen, die es nicht mehr allein geschafft haben, mit ihren Problemen fertig zu werden, denen es zu viel wurde, deren Seele bereits gebrochen war oder zu brechen drohte und die einen Menschen brauchten, der mit ihnen zusammen versuchte, neue Wege zu entdecken oder gar das Experiment zu wagen, dem Schicksal ein Schnippchen zu schlagen. Im Extremfall war es nötig, gemeinsam mit ihnen die psychischen Scherben zu sortieren und ihnen die Hoffnung zu vermitteln, dass auch zusammengeklebte Gefäße wunderschön aussehen und ausreichend Stabilität für den Rest ihres Lebens besitzen können.

Die geschilderten Krankheitsverläufe sind als typisch zu interpretieren und spiegeln daher – in Auszügen – auch den psychischen Zustand der Gesellschaft wider. Die jeweilige Symptomatik der einzelnen Fälle entspricht der klinischen Realität.

Ich bin in diesen Geschichten persönlich gegenwärtig, versuche nicht, mich hinter der Fassade des distanzierten und abgeklärten Therapeuten zu verstecken. Auch meine Gefühlswelt, die von Ratlosigkeit über Hoffnung bis hin zur Verwunderung reicht, möchte ich nicht verbergen.

Für mich ist mein Beruf nicht nur eine helfende Tätigkeit, sondern eine Berufung. Deshalb ist dieses Buch entstanden. Ich habe mit Seele über die Seele geschrieben.

Werner Dopfer,
im Sommer 2014

DER ENGEL VOM BODENSEE

Gib nicht auf. Gemeinhin öffnet erst
der letzte Schlüssel im Schlüsselbund die Tür.

Paulo Coelho, brasilianischer Schriftsteller (geb. 1947),
aus: *Die Schriften von Accra*

Alle nannten ihn Joe. Er selbst konnte sich nicht daran erinnern, jemals anders angesprochen worden zu sein. Nur tief verborgen schlummerten in seinem Gedächtnis noch die frühen, zärtlich liebkosenden Worte seiner Mutter Amely, die es genoss, ihn Johnny-Baby zu nennen. Dabei zog sie – ganz Texanerin – die Endungen von Johnny und Baby nahezu endlos in die Länge, so dass es meist wie ein fröhlich klingendes Jiiiipiiii klang.

Eigentlich hieß er Johann und war das einzige Kind eines ehemaligen GSG-9-Kämpfers und einer Amerikanerin. Amely war Ende der 1960er mit ihren Eltern nach Deutschland gekommen, weil ihr Vater, Offizier bei den Marines, versetzt worden war.

Joes Vater Harald lernte sie im Konstanzer Surfclub kennen. Harald imponierte ihr, weil er das Surfen – eine damals in Europa noch wenig bekannte Sportart – nahezu perfekt beherrschte. Er trug sein Haar beruflich bedingt sehr kurz, was zu jener Zeit weder zur Surfergarde noch zur aufkeimenden Hippiemode passte. Der Kontrast faszinierte sie.

Als er sie auf der Uferpromenade zum Eisessen einlud, legte er den Grundstein für eine harmonische Beziehung, die erst sieben Jahre nach Joes Geburt eine tragische Wendung nehmen sollte.

Johann wurde Joe genannt, weil er sich schon im Kindergarten kaum beeindrucken ließ. Er war wortkarg. Seinen Kameraden schien der Name Johann daher zu lang, zu unpassend. In ihrer kindlich treffsicheren Art nannten sie ihn einfach Joe. Außerdem war allen bekannt, dass seine Mutter Amerikanerin und sein Opa Soldat war. Anfänglich wurde er behutsam »Joe, der Ami«, später dann »Joe, der Harte« gerufen. Ihn selbst störte es in keiner Weise. Eher das Gegenteil war der Fall: Er war stolz darauf.

Klettergerüste konnten für ihn nicht hoch genug sein. Immer wenn es darum ging, sich einer besonderen Anforderung zu stellen, war er der Erste, der sich dazu bereit erklärte. Er suchte das Risiko, das Austesten, die Grenzerfahrungen und war, ohne Diskussion und viele Worte, stets zur Stelle, wenn sich kein anderer traute.

Verstärkt und angefeuert wurde er vom Marine-Opa Jack und seinem GSG-9-Vater, die sich nicht scheuten, jegliche körperliche und psychische Herausforderung mit ihm zu teilen und auszuprobieren. Sie gingen klettern, sie surften und spielten Eishockey. Im Alter von knapp fünf Jahren wurde er für zwei Monate allein in die USA geschickt, um an einem Trainingslager für American Football teilzunehmen. Des Öfteren zwangen Opa und Vater ihn auch, Kriegsfilme anzuschauen. Um ihn abzuhärten, wie sie meinten.

Seine Mutter Amely konnte sich gegen den Einfluss der beiden Männer nicht ausreichend zur Wehr setzen. Sie pendelte zwischen übermäßiger Bewunderung für ihren Sohn und der großen Sorge, ob das alles der emotionalen Entwicklung von Joe zuträglich war.

Zum Zeitpunkt seines Schuleintritts hatte sich in seinem Umfeld bereits ein ihm vorauseilender Ruf gebildet: Joe haut nichts um, der ist gnadenlos trainiert. Insbesondere unter den Schulkameraden genoss er Respekt und Hochachtung. Den Mädchen war er nicht ganz geheuer, was sich auch später nie ganz ändern sollte.

Zu diesem frühen und noch gänzlich unreflektierten Zeitpunkt in seiner Lebensgeschichte war er beseelt davon, hart sein zu können und hart sein zu müssen. So hatte er es gelernt. So wurde er erzogen. Deshalb wurde er so.

Das Weiche, Verletzliche hatte er bei seinen wichtigsten männlichen Vorbildern nie erlebt. Bis zu seinem 32. Lebensjahr sollte nie eine Träne seine Wangen benetzen.

*

Als er vor mir saß, war trotz seines markanten äußeren Erscheinungsbildes nichts mehr von seiner Härte zu spüren. Joe machte den Anschein eines gebrochenen Menschen, in sich gekehrt, erstarrt. Sein Blick öffnete sich nicht für die Welt, sondern wirkte nach innen gerichtet. Daran konnten auch sein muskulöser Körperbau, die Tätowierung auf dem Unterarm und sein kräftiges, langes, zu einem Zopf geflochtenes Haar nichts ändern. Das Tattoo stellte einen

Footballspieler dar, der sich aus der Umklammerung einer überdimensionalen Schlange befreien will. Der Mund des Spielers war weit aufgerissen, und es schien, als würde die Schlange den Kampf gewinnen.

Als ich ihn auf das Motiv der Tätowierung ansprach, antwortete er mit teilnahmsloser Stimme: »Das Tattoo habe ich mir vor zwei Jahren stechen lassen, als ich die Hoffnung verlor, diesen Kampf gewinnen zu können. So wie der Spieler fühle ich mich. Die Schlange wird gewinnen. Sie wird ihn, sie wird mich zerdrücken.«

Dann begann er, seine Geschichte zu erzählen.

Er brauchte dazu genau fünf Stunden. Diese Zeit benötigte genau genommen nicht er, sondern im Wesentlichen ich. Die Geschehnisse seiner Geschichte waren so unfassbar tragisch, so ergreifend und niederschmetternd, dass es mir immer wieder Tränen in die Augen trieb. Mehrfach musste ich Luft holen, weil mir der Druck zu viel wurde. Damit verzögerte ich eher unbewusst den Erzählprozess, um überhaupt auch nur einen Bruchteil des Gehörten verdauen zu können. Eine Anhäufung von Traumata erzählt zu bekommen ist auch für den routiniertesten Therapeuten eine Belastungsprobe.

Joe jedoch vergoss während der fünf Stunden keine einzige Träne.

*

Kurz nach seiner Einschulung wurde Joe Kapitän der Eishockeymannschaft. Das Training fand dreimal pro Woche statt. Vater Harald und sein Opa Jack standen an der Bande, wenn sie nicht gerade beruflich im Einsatz waren.

Die GSG-9 war 1977, nach der erfolgreichen Geiselbefreiung von Mogadischu, zur international bekannten Eliteeinheit aufgestiegen, was seinen Vater Harald nicht entspannter, sondern eher noch distanzierter werden ließ. Seine Ambition, dem bisherigen Kommandoführer irgendwann nachzufolgen, stachelte ihn zu einem verbissenen Ehrgeiz an.

Die Amerikaner befanden sich im Wettrüstungsstreit mit der damaligen Großmacht Sowjetunion, und Opa Jack entwickelte zunehmend paranoide Feindbilder. All ihre Ängste und Sorgen versteckten die beiden Männer hinter einer Fassade der Coolness.

Als Joe zum absoluten Goalgetter in seiner Eishockeymannschaft avancierte, bekam seine Mutter den ersten epileptischen Anfall. Sie war 28, und es war ein Grandmal-Anfall. Sein Vater war es nicht gewohnt, mit Krankheit oder gar Schwäche umzugehen, und meldete sich freiwillig zu den riskantesten Einsätzen und Manövern.

Die Anfälle der Mutter häuften sich. Keiner konnte sich die Ursache erklären. Opa Jack wurde zunehmend aggressiv. Er konnte es nicht akzeptieren, dass seine Tochter – in dieser so gesunden Familie – eine Krankheit bekam, die auch noch stark genetisch bedingt sein sollte. Das war für ihn ein Makel.

Er schickte Amely zu den besten Neurologen, mobilisierte alle seine militärischen Kontakte und legte eine immense Aktivität an den Tag, nur um seinen Schmerz nicht sichtbar werden zu lassen. Mit seinen kurzgeschorenen Haaren und seiner Uniform erinnerte er den Enkel Joe in dieser Phase an einen Kriegsherrn, der in der Lage ist, die eigentlich unrettbare Situation doch noch in einen Sieg zu verwandeln. Joe hoffte, dass alles gutgehen würde, zeigte jedoch keine Emotion. Er wollte nicht vor Opa und Vater als Weichling dastehen und biss die Zähne zusammen.

Amely konnte ihren Beruf als Zahnarzthelferin nicht mehr ausüben. Die Anfälle blieben. Die zu dieser Zeit verfügbaren Medikamente brachten keine Besserung, außer dass sie Amely stark sedierten. Des Öfteren erlebte Joe seine Mutter als kaum ansprechbar. Mittlerweile trug sie zu ihrem eigenen Schutz eine Art Helm aus Plastik und Gummi. Dieser sollte Verletzungen verhindern, die aus einem möglichen Sturz infolge eines Anfalls resultieren konnten.

*

Im Alter von siebeneinhalb Jahren fand Joe seine Mutter neben dem Wohnzimmertisch liegend, als er von der Schule nach Hause kam. Sie lag zusammengekrümmt auf der Seite, den Kopfschutz hatte sie nicht mehr auf. Eine schaumige Flüssigkeit klebte an Mund und Wangen, Blut am Kopf.

Seinen Impuls, laut zu schreien, unterdrückte er mit aller Kraft. Er hatte schon öfter Verletzungen gesehen, aber intuitiv spürte er, dass das hier etwas anderes war. Seine Mutter lag so sonderbar verrenkt da und rührte sich auch nicht, als er sie zu schütteln begann. Sie reagierte nicht. Ihr blondes Haar war voller Blut. Sie war tot.

Joe konnte es nicht fassen. Sie musste unglücklich gestürzt sein. Diese Erkenntnis nahm Besitz von ihm, dennoch blickte er wie gelähmt auf seine Mutter.

Das Bild der leblosen Mutter, deren starre offene Augen auf ihn gerichtet waren, prägte sich ihm ein; dabei konnte er nicht ahnen, dass noch unzählige Tote folgen sollten.

Nach dem Schock fingen seine Gedanken an zu rasen. Auch jetzt schrie er nicht, sondern griff zitternd zum Telefon und wählte die Notrufnummer. Er hatte sich im Griff, wie es richtig war, wie es ihm Opa und Vater immer vermittelt hatten. Trotz des überwältigenden Schmerzes fühlte er sich stark.

*

Auch in der Nacht vor der Beerdigung – er spielte das Bestattungsszenario gedanklich immer wieder durch – gelang es ihm, die aufkommenden Tränen am Fließen zu hindern, auch wenn seine Augen schon feucht waren.

Zur Beerdigung kamen mehr als 250 Menschen, auch viele Amerikaner. Voller Patriotismus bestand sein Opa Jack darauf, dass Joe eine kleine amerikanische Flagge, zusammengebunden mit einer Rose, in das Grab von Amely werfen sollte, ähnlich wie es der Sohn von John F. Kennedy am Grab seines Vaters tun musste.

Nach der Trauerfeier wurde er von Vater und Opa gelobt. Sie seien stolz auf ihn. Er habe seinen Auftrag tapfer und würdevoll erledigt. Auch jetzt verzichteten sie darauf, den knapp Achtjährigen tröstend in die Arme zu schließen. Über den Tod der Mutter wurde nie wieder gesprochen.

*

Sein Vater und Joe führten nun einen reinen Männerhaushalt. Harald wollte in dieser Zeit keine andere Frau um sich haben. Eine Haushaltshilfe sorgte für Unterstützung. Sie war der einzige weibliche Einfluss, den Harald ertrug.

In der Schule erzielte Joe durchschnittliche Leistungen. All seine Ambitionen und Energien investierte er in sportliche Aktivitäten. Wenn er sich körperlich betätigte, schwitzte, spürte, wie die Muskeln ihm gehorchten, dann fühlte er sich zufrieden. Zu Hause war er nur noch selten. Sein Opa Jack ging in den Ruhestand und coachte ihn beim Eishockey.

Im Alter von 16 Jahren wurde er von einem Bundesliga-Eishockeyclub entdeckt. Das Angebot interpretierte er als große Chance und schlug es nicht aus. Kurz nachdem er seinen Realschulabschluss in der Tasche hatte, verließ er seine bisherige Heimat am Bodensee und zog nach Köln.

Dort wohnte er allein in einem Apartment, welches ihm sein Opa mit einem Teil seines Entlassungsgeldes aus der Army kurzerhand gekauft hatte. Er war stolz auf Joe und sah es als Belohnung und Förderung des Jungen, der so ehrgeizig war.

Seine Kumpels – einen nahestehenden Freund hatte er nicht – beneideten ihn um diesen Schritt, der für sie Freiheit und Autonomie bedeutete.

Sein Vater und sein Opa – einig und eindringlich wie immer – hatten ihm geraten, sich zum Polizisten ausbilden zu lassen. Eine aus ihrer Sicht ideale Kombination. Er könne seine Eishockeykarriere mit dem Beruf ideal verbinden und so in jeglicher Hinsicht erfolgreich sein. Das überzeugte ihn.

Es gab schon lange keine mütterlich-weibliche Perspektive mehr.

*

Die Ausbildung machte ihn zufrieden. Vieles war ihm bereits bekannt. Vater und Opa hatten es ihn gelehrt. Der Weg zum Polizisten war intensiv, zum Teil sehr belastend. Aber er war Joe.

Im Eishockeyclub wurde er schneller Stammspieler, als er es je zu träumen gewagt hätte.

Oft vermisste er jedoch eine Situation: seine Mutter an der Bande, mit ihrem Schal in den texanischen Nationalfarben, fröhlich und zuversichtlich. Mit niemandem sprach er über seine Sehnsüchte. Jeder Puck, der, durch seinen Schläger beschleunigt, geschossartig in das gegnerische Tor rutschte, löste bei ihm einen inneren stillen Jubelschrei aus: Jiiiipiiiii, Johnny-Baby!

Mit 17 war er einer der jüngsten Bundesligaspieler. Sein riskanter Stil, seine Wendigkeit auf den Kufen, aber auch sein bedingungsloser körperlicher Einsatz sorgten für Respekt und Bewunderung. Auch bei den Frauen.

Die Tochter des Trainers tauchte zusehends häufiger in den abendlichen Trainingsstunden auf. Joe realisierte es lange nicht, bis die älteren Mannschaftskameraden ihn deshalb grinsend aufzogen.

Sein Trainer kam aus Kanada. Er war ein ähnlich harter Knochen wie Joes Marine-Opa. Seine Tochter Evelyn hatte ein rundes Gesicht. Sie machte einen zarten Eindruck. Joe war fasziniert von ihrem rotblonden Lockenkopf. Wenn sie lachte, strahlte das ganze Gesicht, und die Farbe ihrer Haare verstärkte dieses engelsartige Phänomen. Von den kernigen Eishockeyspielern wurde sie geliebt und verehrt. Sie war das Mannschaftsmaskottchen, obwohl sie schon 18 war.

Sie jedoch hatte sich Joe auserkoren. Vielleicht weil er ihrem Vater durchaus ähnlich war. Bei einem Auswärtssieg umarmte sie Joe voller Freude und umklammerte ihn länger als alle anderen.

Seine Mannschaftskollegen mussten ihn fast nötigen, sie einzuladen und mit ihr auszugehen.

Als er es schließlich tat, war er so aufgeregt, dass er zum ersten Mal in seinem Leben Bier trank. Joe wunderte sich, dass er auch locker sein konnte. Sie aßen Pizza und tranken Kölsch. Dann spendierte Joe noch ein Eis auf dem Platz vor dem Kölner Dom. Zum Dank strich ihm Evelyn liebevoll über die Wange. Zum ersten Mal seit mehr als zehn Jahren berührte ihn ein Mensch zärtlich. Joe war irritiert und verwirrt, schaute Evelyn konsterniert an und wusste nicht, was er tun sollte, außer sich Hals über Kopf zu verabschieden.

Am nächsten Tag trainierte er umso härter, um diesem für ihn neuen sonderbaren Gefühl nicht näher begegnen zu müssen.

Evelyn gab nicht auf. Sie wollte Joe und sonst keinen.

Nach dem Abitur entschied sie sich für ein sozialpädagogisches Studium. Ihre zugewandte Art, ihre Fähigkeit, sich zu freuen und zu strahlen, machten sie schnell beliebt. Das positive Lebensgefühl der 1980er sorgte dafür, dass sie viele Verehrer hatte. Sie wollte jedoch Joe und ließ kein einziges seiner Spiele aus, egal ob im eigenen Stadion oder auswärts.

Als Joe Torschützenkönig der laufenden Saison wurde, besuchte ihn sein Vater. Das führte zur Wende. Als er Evelyn am Spielfeldrand bemerkte, fragte er Joe, wer das sei. Darüber aufgeklärt, bemerkte er in seinem sachlich distanzierten Ton nur ganz lapidar, dass es auch für Joe langsam an der Zeit sei, sich für Frauen zu interessieren.

*

Sie wurden ein Paar. Joe spielte besser als je zuvor. In seiner späteren Lebensbilanz sollte er diese kurze Phase als die schönste in seinem Erwachsenenleben bezeichnen.

Evelyn, sein Trainer, die Mannschaft, das Spiel gaben Joe das Gefühl, angekommen zu sein.

*

Mit knapp über 20 heirateten sie. An der Hochzeitsfeier nahmen alle seine Mannschaftskollegen teil. Manche blickten neidvoll auf den neuen Star des Clubs und seine besondere Frau. Sie war mitten im Studium, er Polizist im Streifendienst, als Evelyn schwanger wurde. Sie bezogen eine Beamtenwohnung.

Es war ein Tag im Dezember, den er nie vergessen würde. Joe war einer der gefährlichsten Eishockeystürmer der Bundeliga geworden. Zum Spiel in Garmisch gegen den SC Riessersee hatte sich der Bundestrainer angekündigt. Joe stand auf seiner Beobachtungsliste. Evelyn war wie immer in der Nähe der Trainerbank. Ihr Bauch wölbte sich – trotz der Winterkleidung – deutlich sichtbar. Sie strahlte. Joe war stolz und voll innerer Überzeugung, dass sich das Schicksal inzwischen auf seine Seite geschlagen hatte.

Seine Mannschaft führte. Es passierte in der Mitte der zweiten Halbzeit. Joe hatte bereits vier Tore erzielt und stand schwer im Fokus der gegnerischen Abwehr. Dennoch gelang es ihm, die Abwehr elegant zu umkurven. Plötzlich stand nur noch der Torwart vor ihm, ein korpulenter Russe, berüchtigt für seine rücksichtslosen Bodychecks. Joe war durch die erzielten Treffer leicht übermütig geworden und wollte auch den Torwart umkurven. Dieser jedoch warf sich ihm mit seinem gesamten Gewicht entgegen. Die Zuschauer schrien auf. Aufstehen konnte nur noch einer: der Torwart. Joe blieb auf dem Eis liegen.

Er wurde noch in der Nacht operiert, und die Ärzte prognostizierten am nächsten Morgen – schonungslos und ohne jegliches Gespür für die Bedeutung ihrer Aussage –, dass er wohl nie wieder würde Eishockey spielen können.

Angesichts der Nachwirkungen der Narkose drang diese niederschmetternde Nachricht nur teilweise in sein Bewusstsein. Erst als er Evelyn tränenüberströmt an seinem

Bett sitzen sah, wusste er, dass es ernst war. Es war aus, vorbei. Er würde zwar kein Krüppel werden, aber ein Mensch mit einem zertrümmerten Knie, das nie mehr diese sportlichen Belastungen würde aushalten können, die sein Lebenselixier waren.

*

Ende Januar brachte Evelyn eine Tochter zur Welt. Sie nannten sie Pamela. Ihr kleines Gesicht animierte ihn, Hoffnung für sein weiteres Leben ohne Eishockey zu schöpfen. Joe lebte einige Tage mit der Vorstellung, dieses kleine Wesen würde ihm wieder Zuversicht schenken und eine neue Herausforderung im Leben vermitteln können: als Vater.

Pamela aber starb am plötzlichen Kindstod, bevor Joe wieder richtig gehen konnte.

Als er sein Kind morgens tot im Bettchen liegend vorfand, geschah etwas mit ihm. Er merkte förmlich, wie er sich innerlich verhärtete. Gleichzeitig verschwamm das leblose Gesicht seiner Tochter mit dem Gesicht seiner toten Mutter. In diesem Moment glaubte er, wahnsinnig zu werden.

In den Minuten, während er die Unfassbarkeit des Geschehens betrachtete, wurde ihm klar, dass es die zweite Tote in seinem Leben war, die er vor sich sah: nach seiner Mutter jetzt seine Tochter.

Die Beerdigung seiner Tochter ließ alle Erinnerungen an die Beerdigung seiner Mutter wieder aufleben. Nächtelang sah er sich mit den immer gleichen Bildern konfrontiert, die ihm den Schlaf raubten, ihn jedoch nicht zum Weinen brachten. Etwas tief in seinem Innersten hinderte ihn daran. Er war doch Joe.

*

Evelyn verlor ihr Strahlen, studierte jedoch weiter. Ihre Beziehung wurde schwierig. Joe verweigerte zunehmend das Sprechen, aber auch den intimen Kontakt. In ihrer Trauer und Ratlosigkeit, wie auch endlosen Nächten ohne Schlaf, versuchte Evelyn, Joe zu einer gemeinsamen Beratung zu bewegen. Joe lehnte es konsequent ab. Er begann zu rauchen, was sie extrem störte. Ihr Vater – Joes ehemaliger Trainer – durfte nicht mehr über Eishockey reden. Joe verließ dann immer sofort den Raum.

*

Als Evelyn mit dem Studium fertig war, schlug Joe vor, zurück an den Bodensee zu ziehen. Er erhoffte sich Distanz zum Eishockeyverein, zum Tod der Tochter und zu allem, was damit zusammenhing. Evelyn willigte ein.

Joe bewarb sich bei einer Sondereinheit der Kriminalpolizei. Er wurde genommen, da diesen Job niemand machen wollte. Unter den Kripo-Beamten wurde diese Tätigkeit als Aufräumer bezeichnet. Bei Unfällen, Suiziden, Morden mussten Leichen oder auch Leichenteile am Ort des Geschehens sortiert, beschriftet, eingesammelt und verpackt werden.

Joe arbeitete, emotionslos und zuverlässig. Er rauchte viel und war meist allein. Er sprach kaum noch, weder mit Evelyn noch mit den Kollegen. Seinen Großvater konnte er nicht mehr ertragen. Dieser alte Mann, der immer noch so gesund war. Für seinen Vater – so sein Eindruck – war er wertlos geworden, weil dieser nicht mehr stolz auf ihn sein konnte, da er nicht mehr funktionierte. Zuneigung hatte es immer nur gegeben, wenn er gesund, aktiv und erfolgreich war. Das sollte Joe aber erst viel später klarwerden.

*

Seine Frau bekam eine Assistentenstelle an der Uni und promovierte.

Als er eines Nachts, früher als erwartet, von einem Sondereinsatz nach Hause kam, überraschte er Evelyn mit einem ihrer Studenten im Ehebett. Er war Kanadier.

Joe wollte im ersten Impuls auf ihn losgehen. Dann kontrollierte er sich und rannte aus der Wohnung. Er ging in die nächste Bar mit der Absicht, sich zu betrinken. Es gelang ihm nicht. Die Bilder in seinem Kopf waren stärker als der Alkohol. Den Rest der Nacht verbrachte er in seinem Büro. Die Kollegen entdeckten ihn am nächsten Morgen. Er war mit dem Kopf auf der Schreibtischplatte eingeschlafen. Die Dienstwaffe lag neben ihm.

Evelyn wollte die Scheidung. Joe willigte ein. Es war ihm egal. Sie behauptete, zurück zur Familie nach Kanada ziehen zu wollen. Joe wusste es besser.

27

Mittlerweile hatte er 89 Leichen gesehen, die seiner Mutter und seiner Tochter nicht mitgerechnet.

Joe lebte nun allein. Er mied die Menschen, gab es jedoch nicht auf, sich fit zu halten, trotz seiner Knieverletzung. Regelmäßig trainierte er seinen Oberkörper im Fitnessstudio. Nur wenn er auf der Hantelbank Gewichte stemmte und die Kilos besiegte, konnte er für einige Momente vergessen. Er ließ sich das Haar wachsen, was ihn für einige Frauen interessant machte, doch er realisierte es nicht, da er kaum mehr einen Blick auf die Außenwelt, geschweige denn auf Frauen richtete.

Beim Zählen der Leichen war er bei 102 angekommen. Sein Chef bot ihm an, einen anderen Job zu übernehmen. Joe lehnte ab, denn er war immer noch Joe.

*

Am 1. Juli 2002 um genau 23:35:32 Uhr kam es in 10 630 Metern Flughöhe im Luftraum zwischen Owingen und Überlingen am Bodensee zu einer Kollision zweier Flugzeuge. Es handelte sich um eine russische Tupolew der Bashkirian Airlines und ein DHL-Frachtflugzeug, Typ Boing 757-200.

An Bord des Passagierflugzeugs befanden sich 69 Menschen, darunter 45 Kinder im Alter zwischen 8 und 16 Jahren. Es war ein Charterflug von Moskau nach Barcelona, gedacht als Belohnung für Kinder aus der Stadt Ufa, die, meist hochbegabt, besonders gute Leistungen in der Schule erzielt hatten.

Die Frachtmaschine wurde von zwei Piloten gesteuert und war auf dem Weg von Bergamo nach Brüssel.

Alle 71 Personen, die sich an Bord der beiden Maschinen befanden, kamen ums Leben.

Die Trümmer der Maschinen, aber auch das, was sich an Bord befand, waren über ein Areal von etwa 30 Quadratkilometern verstreut. Nachdem ein Großteil der Brände gelöscht worden war – Hunderte Helfer der unterschiedlichsten verfügbaren Hilfseinrichtungen waren im Einsatz –, begann man, nach Überlebenden zu suchen. Die gezielte Bergung der Leichen begann am 3. Juli.

*

Es war ein sonniger Sommertag. Auf dem Weg zum Einsatzort lag Blütenduft in der Luft. Die Oberfläche des Bodensees glänzte und wäre unter anderen Umständen dazu geeignet gewesen, Urlaubsstimmung zu erzeugen.

Das Trümmerfeld der Wrackteile wie auch der Brand- und Kerosingestank machten jedoch sehr schnell das Ausmaß des Unglücks klar, eine Katastrophe, wie sie viele der Ersthelfer noch nie gesehen hatten.

Joe wurde zusammen mit seinen Kollegen eingesetzt, um das großflächig betroffene Gebiet nach Leichen oder Leichenteilen zu durchkämmen. Normalerweise sollten sie – ausgestattet mit Funkgerät, Plastiksäcken und Kennzeichnungsmaterialien – zu zweit unterwegs sein. Sie hatten die Information, dass es sich bei der Mehrzahl der Toten um Kinder handelte, bereits bei der Einsatzbesprechung erhalten.

Joe – das wussten und akzeptierten seine Kollegen – suchte jedoch allein. Er hatte bereits mehrere Gliedmaßen gefunden, diese gekennzeichnet und den genauen Fundort auf einer Karte vermerkt.

Mit der Zeit streifte er immer weiter weg vom Zentrum der Unfallstelle über die Wiesen. Das verstand er auch als seinen Auftrag, da schon vermutet worden war, das Gebiet könnte großräumig betroffen sein. Er entdeckte nur noch vereinzelt Trümmer der Tupolew und gab sich der Hoffnung hin, an diesem Tag nicht mehr allzu viele Leichenteile einsammeln zu müssen.

Am späteren Nachmittag, als er bereits ein wenig müde wurde, näherte er sich einer kleinen Hügelkuppe mit zwei größeren Bäumen. Er nahm sich vor, noch bis dorthin zu gehen, kurz auszuruhen und sich dann auf den Rückweg zur Haupteinsatzstelle zu machen.

Kurz bevor er die Hügelkuppe erreichte, irritierte ihn das Licht der bereits ziemlich tief stehenden Sonne. Lag da etwas unter dem Baum? Sieht aus wie ein Mensch, der sich an den Baumstamm lehnt, war der Gedanke, der sein Gehirn aktivierte und ihn mit einer Portion Adrenalin versorgte. Er lief schneller und kam in der Steigung leicht außer Atem.

Ein hoffnungsvoller Impuls nahm von ihm Besitz: Sollte doch jemand überlebt haben? Er warf seinen Plastiksack von sich und begann zu rennen. Je näher er kam, desto deutlicher wurde die Situation unter der Buche. Es war ein Kind, das am Baumstamm lehnte. Ein blondes Mädchen. Es schien zu schlafen.

Als Joe dort ankam, bekam er kaum mehr Luft. Er stürzte auf die Knie und schaute dem Kind ins Gesicht. Friedlich wie im Schlaf lag es am Baumstamm, engelsgleich die blonden Haare, scheinbar unverletzt. Die Augen waren geschlossen. Er begann, es zu schütteln, getrieben von dem absurden Wunsch, es aus dem Schlaf zu wecken.

Das Mädchen war tot. Es war aus einer Höhe von über zehn Kilometern gefallen. Die riesige Buche mit ihrem dichten Blätterwerk hatte es nahezu behutsam abgefangen. Der Zufall hatte das Geschehen perfide arrangiert und das Mädchen an den Stamm gebettet.

In jenem Moment, als Joe seine absurde Hoffnung realisierte, entlud sich der gesamte aufgestaute Schmerz. Lawinengleich wurde er überrollt. Er schrie wie ein Verwundeter und konnte nicht mehr aufhören. All die unterdrückte Trauer verschaffte sich Raum. An der 103. Leiche schien er zu zerbrechen. Joe schrie mehrere Minuten. Dann weinte er.

Unter der Buche im Beisein des toten russischen Mädchens liefen die vielen Bilder der Toten, die er gesehen hatte, vor seinem inneren Auge vorbei:

Die junge Frau, die sich im Winter in suizidaler Absicht von einer Brücke gestürzt hatte, jedoch von den vereisten Ästen eines Baumes aufgespießt wurde, dort verblutete und erstarrte. Sie hatten über drei Stunden gebraucht, um den Leichnam zu bergen.

Der Familienvater, der von seinem Schwiegervater mit der Axt erschlagen und dann mit abgetrenntem Kopf im Kofferraum seines Firmenfahrzeugs versteckt und erst gefunden worden war, als die Kripo realisierte, dass es ein Firmenfahrzeug gab.

In seinem Kopf drehten sich die Bilder von Leichen und erlebten Szenarien. Joe konnte die Flut der lang verdrängten Geschehnisse nicht mehr stoppen. Jahrelang war es ihm gelungen, stark zu sein, Joe zu sein. Jetzt konnte er nicht mehr. Er kniete vor dem Mädchen, weinte, weinte und weinte. Eine Katharsis der Tränen. Ein kompletter Zusammenbruch.

*

Nach Einbruch der Dunkelheit fanden ihn seine Kollegen. Auf ihre Funksprüche hatte er nicht reagiert. Als sie ihn behutsam von der Buche wegführen wollten, fing er wieder an zu schreien.

Im Dienstwagen verabreichte ihm einer der Notärzte eine Beruhigungsspritze. Eine Notfallpsychologin versuchte, ihn zum Reden zu bewegen. Joe blieb stumm und starrte vor sich hin.

Alle Anwesenden interpretierten sein Verhalten als Schockreaktion und hofften, es würde sich wieder geben. Viele wussten, dass Joe schon eine Menge Leichen gesehen hatte. Keiner wusste jedoch von seiner Mutter und seiner Tochter. Joe war für sie immer der Sonderling gewesen, aber das musste man ja sein, wenn man einen solchen Job machte.

*

Joe stabilisierte sich nicht. Er wurde in eine psychosomatische Klinik überwiesen und verbrachte dort drei Monate. Der Entlassungsbericht gab die Empfehlung, Joe nicht mehr in seinem bisherigen Job einzusetzen.

Vier Monate nach der Flugzeugkatastrophe am Bodensee – die Pressemitteilungen waren weniger geworden, und
das mediale Interesse hatte sich anderen Ereignissen zuge-
wandt – dokumentierten die offiziellen Untersuchungsbe-
richte, dass es keine einzige unversehrte Leiche gegeben
habe. Joe wusste es besser. Kein noch so offizieller Bericht
konnte ihn vom Gegenteil überzeugen. Er hatte sie gesehen, und jede Nacht kamen die Bilder wieder hoch: das
Mädchen auf der Wiese unter der Buche. Der Engel vom
Bodensee.

Joe ging zur Arbeit, jetzt nicht nur stumm, sondern fast
leblos. Er kam sich vor wie eine Marionette, hängend am
Faden des Schicksals. Am liebsten wollte er den Faden
durchschneiden, um ein Ende herbeizuführen. Dann ließ
er sich das Tattoo mit der Schlange stechen. Es sollte sym-
bolisch seine Qual verdeutlichen. Seine Art, sich mitzuteilen.

Sein neuer Chef versuchte alles, um mit Joe intensiveren
Kontakt aufzunehmen, und erreichte schließlich, dass sich
Joe weiter ambulant psychotherapeutisch behandeln ließ.

Seiner Therapeutin gelang es, seine traumatischen Erlebnisse zu bearbeiten. Wieder Lebensfreude zu entwickeln – so wie während seiner Zeit als Eishockeyspieler –,
schien ihr nach zwei Jahren gemeinsamer Arbeit nicht
mehr möglich, und so entließ sie Joe mit der Empfehlung,
sich nochmals örtlich zu verändern.

Dieser Hinweis nagte an ihm und war der Impuls für die
Überlegung, mit 34 Jahren ein zweites Leben zu beginnen.

Er entschied sich für München. Das war zwei Jahre nach
der Katastrophe am Bodensee.

In Bayern wurden Beamte für den Polizeidienst gesucht. Joe gelang es aufgrund seiner immer hervorragenden Beurteilungen, in den Dienst der Bundespolizei zu wechseln.

Der zweite Rat seiner Therapeutin, die Therapie fortzusetzen und sich einen Therapeuten zu suchen, führte ihn zu mir.

So erfuhr ich die Geschichte von Joe und seinen 103 Leichen.

*

Wir arbeiteten drei Jahre zusammen.

Als zentralen Wendepunkt seines Heilungsprozesses würde ich heute – etwa zehn Jahre später – die Tatsache bewerten, dass es mir gelang, Joe zu bewegen, sich wieder seinem einstigen Lebenselixier, dem Eishockey, zu widmen. Als Jugendtrainer bei einem Münchner Eishockeyverein.

Als sie in ihrer Klasse Meister wurden, sah ich Joe zum ersten Mal lachen, als er mir das Foto von der Siegerehrung zeigte, er inmitten seiner Mannschaft. Nur für Eingeweihte war sichtbar, dass Joe mit dem Zeigefinger der linken Hand auf sein rechtes Knie deutete.

Ich selbst habe mir nie wieder völlig unbeschwert ein Eishockeyspiel anschauen können. Stets geriet ich ins Grübeln: Was wäre wohl aus Joe und Evelyn geworden, wenn der Torwart sein Spiel weniger radikal betrieben hätte?

Ab und an bin ich auch beruflich am Bodensee. Trotz der Schönheit dieser wundervollen Gegend lässt mich der Engel vom Bodensee nicht los. Bei meinem letzten Aufenthalt besuchte ich die dortige Gedenkstätte. Sie trägt den Titel:»Memento mori – mitten im Leben sind wir vom Tod umfangen«.

* * *

Die Posttraumatische Belastungsstörung ist eine mögliche Folgereaktion auf eines oder mehrere traumatische Erlebnisse (kurz- oder langanhaltende Ereignisse von außergewöhnlicher Bedrohung mit möglicherweise katastrophalem Ausmaß). Diese Ereignisse können der eigenen Person widerfahren sein, oder aber man hat sie bei fremden Personen erlebt.

Die Erkrankung tritt in der Regel innerhalb von einem halben Jahr nach dem außergewöhnlich belastenden Ereignis auf und geht mit unterschiedlichsten psychischen und psychosomatischen Symptomen einher. Bei einigen Menschen kann die Störung auch mit deutlicher Verzögerung auftreten, nachdem sie zunächst gut mit dem traumatischen Ereignis fertig geworden sind.

Menschen mit dieser Erkrankung schlafen schlecht, haben Alpträume, erleben die belastenden Situationen immer wieder (Intrusionen), häufig in Form von sogenannten »Flashbacks« (Nachhallerinnerungen), sind reizbar, und es fällt ihnen schwer, die Welt noch in der

ganzen Vielfalt wahrzunehmen, da es durch das trau-
matische Erlebnis (bzw. durch die traumatischen Er-
lebnisse) zu einer Erschütterung des Selbst- und Welt-
verständnisses gekommen ist.

Viele können nicht mehr arbeiten; sie ziehen sich zu-
rück und verlieren das Interesse an Dingen, die für sie
früher von Bedeutung waren. Sie fühlen sich entfrem-
det und beschreiben manchmal, dass sie innerlich wie
tot sind und sich unfähig fühlen, irgendwelche Gefühle
zu haben.

Wenn die Störung nicht (rechtzeitig) erkannt und be-
handelt wird, stellen sich Folgeprobleme ein, wie zum
Beispiel Depressionen oder Alkoholmissbrauch.

Die Lebenszeitprävalenz (Wahrscheinlichkeit, wäh-
rend seines gesamten Lebens daran zu erkranken) liegt
bei acht Prozent. Bei besonders exponierten Personen
wie Rettungskräften, Polizisten, Ärzten oder Soldaten
kann diese auf 50 Prozent ansteigen. Gemäß den offi-
ziellen Angaben der Bundeswehr wurden im Jahr 2013
in den Krankenhäusern der deutschen Streitkräfte na-
hezu 1500 Soldaten wegen einer Posttraumatischen Be-
lastungsstörung behandelt.

Eine Posttraumatische Belastungsstörung zu entwi-
ckeln ist kein Anzeichen einer erhöhten psychischen
Labilität; auch gesunde, gefestigte Menschen können
diese Erkrankung bekommen.

Dennoch konnten in diversen Studien psychologisch
relevante Risikofaktoren identifiziert werden. Dazu ge-
hören exemplarisch die fehlende emotionale Unterstüt-

zung der Eltern, elterliches autoritäres Verhalten oder das Aufwachsen mit nur einem Elternteil, um nur einige zu nennen; aber auch sehr hohe Erwartungen und Ansprüche an sich selbst begünstigen die Wahrscheinlichkeit, dass eine Posttraumatische Belastungsstörung auftritt.

In den vergangenen zwei Jahrzehnten wurden große Fortschritte bei der Behandlung dieser Störung erzielt.

Mit einer spezifisch zugeschnittenen kognitiven Verhaltenstherapie und den entsprechenden Begleitmethoden erholen sich bis zu 70 Prozent der Personen, können wieder einer erfüllenden Tätigkeit nachgehen oder sich in sozialen Beziehungen wohl fühlen.

Therapeuten sprechen davon, dass es gelingen kann, »das Leben zurückzuerobern«.

SCHÄNDLICH

Nichts ist leichter, als einen Bösewicht zu verteufeln,
und nichts ist schwerer, als ihn zu verstehen.

Fjodor Dostojewski, russischer Schriftsteller (1821–1881)

S eine Chefin habe ihn geschickt. Er sei für seinen Job zu
zurückhaltend, zu unsicher und viel zu langsam. Er
bräuchte ihrer Meinung nach ein Coaching. Deshalb sei er
hier.

Als Produktmanager in einer Elektronikfirma müsse er
mit Kunden, aber auch mit Zulieferern verhandeln. Das
gelinge ihm nur eingeschränkt, da er sich in zwischenmenschlichen Situationen immer extrem angespannt fühle.
Seine Meinung klar zu artikulieren, falle ihm sehr schwer.
Forderungen zu stellen sei für ihn nahezu ein Ding der
Unmöglichkeit. Am allerschlimmsten sei es für ihn auf
Gemeinschaftstoiletten. Am Pissoir könne er nicht uri-
nieren, wenn jemand neben ihm stehe. Er fühle sich stets
beobachtet und glaube immer, die anderen – Kollegen –
würden ihn belächeln. Sein ständiges Schwitzen wie auch
sein feuchter Händedruck stören ihn, tagein, tagaus, immer.

Seine Angst vor Präsentationen könne er nur bewältigen, wenn er vorher Beruhigungsmittel nehme.

Er wolle endlich selbstsicher im Umgang mit anderen Menschen werden. Sein ganzes Leben leide er schon unter diesem Problem.

Nur einmal sei es eine Zeitlang besser, ja fast richtig gut gewesen. Nachdem er seine Frau kennengelernt hatte. Diese sei Thailänderin und komme aus Hua Hin, einem Seebad südlich von Bangkok. Sie sei die erste richtige Frau in seinem Leben gewesen. Er liebe sie sehr, insbesondere da sie so klein und zierlich sei: einen Meter und genau neunundzwanzig Zentimeter groß. Das sei in etwa die Körpergröße eines achtjährigen Mädchens, kommentierte er in einem Nebensatz und vermied den Blickkontakt.

In der Psychoanalyse, die er bereits absolviert hatte, habe er erkannt, dass dies die einzig sinnvolle Lösung für ihn sei: zierlich, klein, jungfräulich, unverbraucht.

*

Tobias war 31 und schlenderte durch Bangkok.

Nach dem langen Flug hatte er über zwölf Stunden geschlafen. Jetzt hatte er das Gefühl, seelisch angekommen zu sein. Überall kleine Menschen und eine Unmenge zierlicher Frauen. Das Gewirr der asiatisch hohen Stimmen betörte ihn.

Als »Farang«, sprich als Westler, überragte er viele Menschen um sich herum, obwohl er zu Hause nicht gerade als Riese galt.

Das hektische Treiben tat ihm gut, keiner schien ihn zu beachten. Niemand nahm von ihm Notiz. Er genoss die Anonymität der Masse. Sie vermittelte ihm Sicherheit.

Das exotische Geruchsmeer der zahlreichen Garküchen zog ihn an und ließ ihn neugierig werden. Angeboten wurde Vielfältiges, von der ausgebackenen Schweinehaut über getrockneten Tintenfisch bis hin zu Bananensnacks und Papayasalaten. Schließlich entschied er sich für in Chilisirup eingelegte Shrimps mit Reisbällchen. Dazu bat er um eine Flasche Chang-Bier.

Ohne Angst traute sich Tobias zu bestellen. Es war fast magisch. Hier im Ausland konnte er angstfrei mit Menschen kommunizieren. Er war fremd und hatte keine Sorge, etwas falsch zu machen.

Unwillkürlich umfasste er den Zettel in seiner Hosentasche. Er besaß die Adresse. Während des gesamten Fluges hatte er das Papier umfasst gehalten. Im Hotel hatte er zur Sicherheit die Adresse dann in sein Smartphone eingespeichert.

Die Entscheidung, hierherzufliegen, war richtig gewesen.

Konnte es der Weg sein, um endlich von seiner Begierde, seiner Besessenheit loszukommen? Er hoffte inständig, hier seinen jahrzehntelangen inneren Kampf zu gewinnen.

Bereits morgen wollte er den Ort aufsuchen. Ein Stadtteil im Zentrum Bangkoks – so hatten ihn die Reiseführer aufgeklärt –, der insbesondere männlichen ausländischen Besuchern bekannt sei. Er hielt die Adresse sicher in seiner Faust.

*

41

Schon mit zwölf Jahren hatte Tobias bemerkt, dass ihm kleine Jungen gefallen. Als er 16 wurde, waren die Objekte seiner Begierde nicht mitgewachsen, sie hatten lediglich das Geschlecht gewechselt. Mädchen – möglichst dunkelhaarig und in den ersten Jahren des Grundschulalters – rückten in das Zentrum seiner Begierde. Er begann zu begreifen: Mit seiner Sexualität war etwas nicht in Ordnung. Wenn er seine Vorstellungen und Impulse ausleben würde, würde er andere Menschen schwer verletzen.

Um seine Phantasien nicht in die Tat umzusetzen, erlaubte er sich, am Anfang Bilder von nackten Kindern, später dann die Kinderpornographie als Kompensation. Er fand sie erregend und masturbierte, immer begleitet von einem schlechten Gewissen. Die Festplatte seines Computers war mit diversen Filmen und Bildern gefüllt. Das Internet, aber auch die Angst, entdeckt zu werden, wurden seine ständigen Begleiter.

Er hatte niemanden, mit dem er darüber sprechen konnte. Die einzig denkbare Option für ihn war: es für sich zu behalten. Denn in dem Ort, in dem er aufwuchs, kannte jeder jeden.

Seine Eltern waren solide, einfache und fleißige Leute. Die Arbeit und das Bestreben, beiden Kindern ein Studium zu ermöglichen, dominierten ihr Dasein. Mutter und Vater gönnten sich selbst fast nichts, er arbeitete als Schreinermeister, sie als Zahntechnikerin. Die Welt in Bad Aibling war in konservativ-korrekter Ordnung, als seine vier Jahre ältere Schwester Karoline einen Medizinstudienplatz in München bekam.

Nachdem sie ausgezogen war, kündigte er an, im örtlichen Pfarramt als Messdiener aktiv werden zu wollen. Seine Eltern wunderten sich. Sie werteten es jedoch als seine besondere soziale Ader und hofften darauf, dass er durch diese Tätigkeit ein wenig selbstbewusster werden würde. Er pendelte zwischen Computer und Pfarrei. Dort betrachtete er die jungen Objekte seines Verlangens in der Realität. Sie waren berührbar, riechbar und unschuldig. Zu Hause onanierte er vor dem Bildschirm.

Warum war er nur so?

Eine Frage, die ihn von morgens bis abends beschäftigte. Seine Kumpels ließen keine Party aus. Er hatte seine Bilder und fühlte sich dabei einsam.

Dann konnte er seine Begierde nicht mehr steuern. Er verliebte sich in ein Kind, ein knapp neunjähriges Mädchen, welches regelmäßig – zur Vorbereitung auf die Erstkommunion – in den nachmittäglichen Pfarrunterricht kam. Er hoffte, dass auch das junge Geschöpf ihn mögen würde.

Die kleine Sandra war das einzige Kind eines jungen, wohlhabenden, zugezogenen Ehepaars. Beide waren beruflich sehr engagiert, pendelten zwischen München und Bad Aibling und waren erleichtert, wenn Sandra zu Home-Office-Zeiten außer Haus war. Von Sandras emotionaler Bedürftigkeit bekamen sie wenig mit, da für sie die Arbeit im Fokus stand.

Sandras Mutter kam aus Sizilien und war eine Schönheit. Ihre dunkelgelockte Haarpracht, der bronzene Teint und die riesigen Augen zogen, egal wo, die Blicke auf sich. Eine junge

Isabella Rossellini oder Sophia Loren waren Namen, die in ihrem Beisein die eigene Vorstellungskraft animierten. Sandra war die kleine Variante davon. Lebensenergie und ein grenzenloses Vertrauen in die Welt zeichneten sie aus.

Tobias freute sich immer auf die Tage, an denen er sie sehen konnte. Noch während des Schulunterrichts erfasste ihn eine Unruhe, die sich erst legte, wenn er Sandra begegnete. In der Regel jeden Dienstag und Donnerstag. Als Ministrant sah er sie teilweise auch sonntags, wenn sie mit ihren Eltern in die Kirche kam. Wenn sie sang und ihn mit aufmerksamen Blicken aus der Bankreihe heraus betrachtete, bekam er eine Erektion.

Lange kämpfte er mit seinen inneren Begierden. Mehrfach überlegte er, zu einem Therapeuten zu gehen. Naheliegend schien es, sich mit seiner Schwester auszutauschen. Sie hatten sich immer gut verstanden. Wie würde sie reagieren, wenn er sich ihr anvertraute? Sie, die immer so zielstrebig und korrekt war. Sie würde ihn vermutlich als Perversen bezeichnen. So schwieg er.

*

Im Frühjahr brachte er Sandra zum ersten Mal nach Hause. Sie gab ihm freiwillig und vertrauensselig ihre Hand. Sie wurden zusammen gesehen. Nebeneinander auf dem Gehweg. Er 16, sie neun. Hand in Hand. Keiner sagte etwas.

Man war schließlich wie eine große Familie in dieser Kleinstadt. Die meisten kannten Tobias als schüchternen, freundlichen und betont zuvorkommenden Gymnasiasten, der sich selbstlos in der Pfarrgemeinde engagierte, anstatt Fußball zu spielen oder auf Partys zu gehen. Etwas anderes konnte und wollte sich keiner vorstellen.

Tobias gewann Sandras Vertrauen und interpretierte es als Zuneigung. Als er einmal – eher zufällig – ihre aufknospenden Brüste berührte, schaute sie ihn überrascht an. Seine Nächte wurden zur Qual. Er wusste, er sollte es nicht tun. Am nächsten Tag hoffte er, Sandra bald wieder berühren zu können. Er tat es.

Die Parkbank, auf der es geschah, sollte in seinem Gedächtnis eingefräst bleiben wie eine Namenskerbe an einem Baumstamm.

Alle noch folgenden Therapien sollten, wie er mir erzählte, immer wieder diese Initialsituation fokussieren.

Als er sie ansah, entdeckte er eine herabgefallene Blüte in ihrem Wuschelkopf. Mit der Hand nahm er diese aus ihrem lockigen Haar und legte sie ihr in den Schoß.

Der Tag war warm, und Sandra trug ein leichtes Sommerkleid. Er konnte seine Hand nicht mehr aus ihrem Schoß nehmen. Sein Drang, ihre Hand an sein Geschlechtsteil zu führen, nahm eine Dimension an, die ihn jede Kontrolle verlieren ließ. Die gebotene Rücksicht auf das Mädchen unterlag im Wettstreit mit seinem Sexualdrang, den er selbst als andersartig empfand.

Zunächst – für die ersten überraschenden Sekunden – ließ Sandra es geschehen: ihre Hand in seiner Hose auf dem erigierten Penis. Dann riss sie die Augen weit auf und rannte davon.

Sein Herz schlug wie wild, und die Gedanken rasten durch seinen Kopf. Was wird jetzt geschehen? Wohin rennt Sandra? Erzählt sie es ihren Eltern? Hatte es ihr nicht auch gefallen?

Dann sackte er in sich zusammen. Der Druck um seine Brust – ausgelöst durch eine Panikwelle – presste ihn förmlich an die Lehne der Parkbank. Er schämte sich vor sich selbst, und zum ersten Mal überkam ihn der Gedanke, so nicht weiterleben zu können.

Sandras Eltern reagierten außerordentlich dezent. Es fand keine Konfrontation mit Tobias statt. Sie wählten den Weg der Vermeidung, des Ignorierens.

Sie besuchten die Kirche nicht mehr. Sandra wurde zum Vorbereitungsunterricht von ihrer Mutter gebracht und wieder abgeholt. Sie selbst kam nicht mehr in die Nähe von Tobias, sondern suchte konsequent die Gesellschaft ihrer Freundinnen. Mit der Erstkommunionfeier betrachteten sie das Thema als abgeschlossen. Weder Sandras Vater noch ihre Mutter gaben Tobias die Hand.

Der Deckmantel der konservativen Haltung im ländlichen Oberbayern hatte dafür gesorgt, dass das Geschehene als nicht existent eingeordnet wurde.

In den folgenden Jahren dachte er oft darüber nach, ob es nicht besser für ihn gewesen wäre, wenn Sandras Eltern vehementer reagiert hätten. Eventuell wäre er ja dann schon als 16-Jähriger zu einem Therapeuten geschickt worden.

Auf dem Weg zum Abitur begleiteten ihn unendliche Selbstvorwürfe und große Zweifel an sich selbst. Ist so ein

Leben lebenswert?, war eine Frage, die immer häufiger von ihm Besitz ergriff.

Um nicht in Versuchung zu kommen, mied er alle Orte, an denen die Gefahr bestand, jungen Mädchen zu begegnen. Seine sozialen Kontakte reduzierten sich immer weiter, da er kein Interesse an den Vorlieben Gleichaltriger hatte.

Viele wunderten sich, dass er keine Freundin hatte. Auch seine Eltern wählten den Standardspruch: »Du solltest dir eine Freundin suchen.« Nichts wussten sie von seinen Qualen und seiner Befürchtung, niemals frei und glücklich auf dieser Erde leben zu können.

Einige tuschelten, dass er wohl »vom anderen Ufer« sei. Keiner sprach ihn darauf an. Die Welt musste schließlich in Ordnung bleiben in der Kleinstadt.

Tobias verwandte – während seine Schulkameraden alle frei verfügbaren Ressourcen in die Kontaktaufnahme mit dem anderen Geschlecht steckten – seine Energie darauf, sich auf das Abitur vorzubereiten. Er wollte einen guten Notenschnitt erreichen, denn er musste sich alle Möglichkeiten schaffen, um aus der Kleinstadt wegzukommen. Vielleicht gab es ja doch eine Chance für ihn.

*

An der Uni tat er sich schwer, Kontakte aufzubauen. Er hatte das Gefühl, jeder würde ihm ansehen, was er für ein Typ war. So wurden seine Studentenbude und die Kinderpornos der Mittelpunkt seiner obsessiven Welt. In der

Wohngemeinschaft war er beliebt, weil er oft Küche und Bad schrubbte.

Immer wieder dachte er darüber nach, wie es sein würde, wenn er es jemandem mitteilen würde. Doch er schwieg und stellte sich vor, wie es wäre, sein ganzes Leben lang zu schweigen. Das Szenario, dass es Menschen geben könnte, die ihn verstehen oder ihm sogar helfen könnten, gab es in seiner Realität nicht. Schließlich war er pervers. Wer wollte schon mit einem Perversen zu tun haben?

All die diversen Zeitungsartikel und Schlagzeilen über verurteilte Sexualstraftäter offenbaren doch mehr als eindeutig die öffentliche Meinung über solche Leute wie ihn.

*

Mit 21 Jahren unternahm er einen Selbstmordversuch mit einer Überdosis Schlaftabletten. Vorher hatte er die Festplatte seines Computers gelöscht und neu formatiert.

Sein Zimmernachbar, der spät nach Hause kam und noch Gesellschaft suchte, fand ihn.

Sein erster Psychotherapeut bestätigte, was er schon längst ahnte: Pädophilie sei, gemäß dem aktuellen Stand der Wissenschaft, nicht heilbar. Es gebe bisher keine kausale und schlüssige Erklärung, wie diese Erkrankung entstehe.

Nach dem Suizidversuch klang diese Aussage eines Experten für Tobias wie eine Todesbotschaft.

*

In den nächsten Jahren kämpften in ihm zwei Kräfte. Lust gegen Angst, Verlangen gegen Verantwortungsgefühl. Im Rahmen seines weiteren Lebens sollte dieser Kampf zu einem Sinnbild werden. In kurzen ironisch-heiteren Momenten konnte er es beschreiben mit den Worten: Festplatte löschen gegen Suche nach neuen Bildern im Netz.

In seinen trübsten Stunden tröstete sich Tobias mit einer Sache: Er hatte seit Sandra kein weiteres Mädchen berührt. Das hieß doch, dass er nicht zu den Schlimmsten gehörte, so wie die Typen, die jene Filme herstellten. Dass sie dabei Kinder missbrauchten und all das taten, was er visuell benötigte, um Lust zu empfinden, blendete er aus. In seiner Wut gegen sich selbst zerstörte er die DVD, die er vor einigen Wochen aus Kanada bestellt hatte. Kinderpornographisches Material zu besitzen sei strafbar, hatte er gelesen.

In den tiefen Phasen der Verzweiflung widmete er sich sogar der psychologischen Literatur, um bei Freud auf eine Erkenntnis zu stoßen, die ihn, da er doch so mit sich rang, eher resignieren als hoffen ließ: Der Sexualtrieb ist in seinem Ursprung mit Macht und Verwundbarkeit verbunden, was bedeutet, dass seine Regulierung kein vorübergehendes Phänomen ist, sondern eine Grundvoraussetzung des zivilisierten Lebens.

Er hatte also keine Chance. Wenn er sich nicht unter Kontrolle hielt, würde er zum Triebtäter werden – zu einem unzivilisierten Monster.

Um sich abzulenken, meldete er sich in einem Fitnessstudio an. Viermal pro Woche versuchte er, sich komplett zu verausgaben, mit der Idee, sein Sexualverlangen dadurch abschwächen zu können. Der Geruch all dieser schwitzenden Körper ekelte ihn häufig an, aber er ging trotzdem weiter hin. Im Rahmen seines Muskelaufbaus gewann er eine Nuance Selbstsicherheit hinzu.

Seine stille und introvertierte Art fiel im Studio auf. Es dauerte genau ein halbes Jahr, bis er in das Blickfeld von Yvonne geriet, einer Fitnesstrainerin mit ungewöhnlich schmalen Hüften. Ihrer Beharrlichkeit war es schließlich zu verdanken, dass sie beide eines Abends in ihrer Wohnung landeten. Tobias hatte sich ihrer Führung und Zielstrebigkeit anvertraut und hoffte, wenn er mit ihr schlafen würde, dass alles doch noch anders werden würde.

Die Hoffnung trog. Als Yvonne sich entkleidete und Tobias an sich zog, spürte er ihre voluminösen Brüste, aber keinerlei Erregung. Ihre schlanken Hüften konnten es nicht wettmachen.

Yvonne verabschiedete ihn durchaus mitfühlend mit den Worten:»Das macht doch nichts, das kann jedem mal passieren!«

Tobias wusste es besser: Er war nicht wie jeder.

*

Mit 24 Jahren begann er zu arbeiten, in einer Firma, die Elektronikbauteile für die Computerindustrie herstellte und zulieferte. Sein Job machte ihm Freude und brachte ihn anfangs auf andere Gedanken. Sein Psychologe arbeitete mit einem erfahrenen Psychiater zusammen, der ihm ein testosteronsenkendes Medikament verschrieb: zunächst Androcur, später dann Salvacyl.

Alles in allem war sein Leben erträglicher geworden, aber das Verlangen flackerte immer wieder auf, wie ein Glutnest nach einem Buschbrand. Die Flammen waren erstickt, aber das Feuer war noch nicht gelöscht.

Beseelt von dem Wunsch, die tiefere Ursache für seine Krankheit – so konnte er sein abnormes Verlangen mittlerweile wertfreier nennen – zu bearbeiten, beendete er seine bisherige Therapie und suchte einen Psychoanalytiker auf. Große Erkenntnisse – trotz umfangreicher Ursachensuche – gewann er nicht. Er war weder selbst missbraucht worden, noch hatte er exhibitionistische, masochistische oder gar sadistische Phantasien.

Es wurde nur eines immer deutlicher: Seine Vorliebe für Zierlichkeit und Unverbrauchtheit, die er bei so jungen Mädchen zu finden glaubte, dominierte seine sexuelle Präferenz. Einzig und allein das Kindchenschema erregte ihn; alles andere ließ ihn nicht nur kalt, sondern stieß ihn ab.

»Wenn es mir gelänge, dieses bei einer volljährigen Person zu finden, gäbe es durchaus eine Möglichkeit für mich, normal zu werden und endlich mit jemandem zu schlafen«, waren Überlegungen, die ihn neue Hoffnung schöpfen ließen. Im Alter von knapp 30 Jahren.

*

Malee wurde von ihren Eltern so genannt, weil sie sich schon als Neugeborenes so hauchzart anfühlte wie die Blätter der Jasminblüte.

Sie war das siebte Kind einer Bauernfamilie aus dem thailändischen Bergland, die Jüngste und stets Kleinste der Familie. Mit 14 hörte sie auf zu wachsen, so als ob Buddha nicht wollte, dass sie zur Gruppe der Erwachsenen gehörte. Alle ihre Schwestern waren deutlich größer, absolut in der Norm. Brüder hatte sie keine. Ein Fakt, der ihrer Mutter immer wieder Vorwürfe von Seiten ihres Mannes einbrachte. Es fehlte ein männlicher Nachkomme, der ihn bei der körperlich harten Arbeit auf den Reisfeldern unterstützen konnte.

Ihre Eltern entschieden sich, die Landwirtschaft aufzugeben. Nachdem der Tourismus in Hua Hin aufblühte, weil wohlhabende Thais dort ihre Wochenend- und Ferienhäuser bauten, glaubten Malees Eltern, an diesem Ort ihr Glück machen zu können.

Sie eröffneten ein Restaurant. Die Mutter kochte, der Vater organisierte, und die Schwestern bedienten. Sie kamen einigermaßen über die Runden, und eine Schwester nach der anderen fand einen Partner; häufig im Restaurant, viele einen »Farang«, der sie mit ins Ausland nahm.

Für Malee interessierte sich keiner. Sie wurde stets nur als Kind betrachtet. Ihre Brüste waren winzig. Als sie 18 wurde, wirkte sie noch immer wie ein Mädchen vor Beginn der Pubertät. Die Größe von 1,29 Meter nagelte sie auf das Kindsein fest. Sie selbst litt nicht unter ihrer Körpergröße, sondern freute sich diebisch, wenn sie im Kino oder anderswo nur den Eintritt für Kinder zahlte.

Die Eltern machten sich jedoch Sorgen, ob Malee, ihre Jasminblüte, noch einen Mann finden würde.

Einem langjährigen Gast aus Bangkok erzählte Malees Vater von seinen Problemen. Dieser hatte gehört, dass es ausländische Männer gebe, die solche Kindfrauen sehr schätzen würden. In Bangkok-City gäbe es sogar eine Art Vermittlungsagentur für solche Mädchen.

So kam Malee auf die Liste, ins Angebot für ausländische Interessenten. Mit Ganzkörper- und Porträtfoto und Angabe der Körpergröße: ein Meter und neunundzwanzig Zentimeter.

*

Tobias schlich in das klimatisierte Büro. Ein gut sichtbarer Schriftzug »Partnervermittlungsagentur« über der Eingangstür nahm ihm die Sorge, dass es sich bei der Adresse um etwas Illegales handeln könnte. Die Konversation fand auf Englisch statt, was ihm entgegenkam. So konnten seine Aufregung und Unsicherheit auch auf die für beide Seiten fremde Sprache zurückgeführt werden.

Er wies sich mit seinem Reisepass aus. Der gepflegte Mittvierziger mit akkurat gescheiteltem Haar und weißem Hemd, der ihm den Katalog vorlegte, wirkte seriös, und Tobias wurde sukzessive ruhiger. Mit Interesse studierte er die Bilder im Katalog. Er konnte es kaum glauben. Alles Mädchen, Seite für Seite, aber erwachsen – seine Rettung.

Einen Tag später begegnete er Malee. Als Treffpunkt hatte er das Restaurant in seinem Hotel vorgeschlagen. Als sie mit kleinen Schritten in den Raum trat, war er überwältigt. Er glaubte sofort, dass es funktionieren müsste. Ihre Eltern waren dabei. Der Herr aus der »Partnervermittlungsagentur« fungierte als Übersetzer. Das Kennenlerngespräch gestaltete sich einfacher, als er gedacht hatte. Er musste sich kaum anstrengen, da Malee passabel Englisch sprach. Ihre mädchenhafte Stimme gab den Ausschlag.

In den nächsten Tagen verbrachte er viel Zeit mit Malee. Am fünften Tag glaubten sie beide, die Zukunft gemeinsam gestalten zu können. Tobias begann sich vorzustellen, doch noch ein normales Leben führen zu können. Mit Malee und ihren Eltern wurde er handelseinig. Da er so zurückhaltend war, schien er ein ganz besonderer »Farang« zu sein. Das nahm sie für ihn ein und ließ sie die Trauer über den Weggang ihrer jüngsten Tochter leichter verschmerzen. Außerdem sei Deutschland ein gutes Land.

Tobias zahlte zweieinhalbtausend Euro an die Vermittlungsagentur, und zehn Tage nach seiner Ankunft war er auf dem Rückflug. An seiner Seite Malee, körperlich ein Kind, ein Mädchen, das aber doch volljährig war.

Bei der Passkontrolle am Flughafen in München wurde es noch einmal kritisch, da keiner der Polizisten glauben wollte, dass Malee erwachsen war. Doch ihr Pass hielt jeglicher Überprüfung stand. Die Beamten beruhigten ihr Gewissen, indem sie feststellten, dass kein Mädchenhandel vorlag, und winkten sie letztendlich durch.

Tobias atmete auf und dachte, er hätte es geschafft. Vor seinem Abflug hatte er – wie so häufig – sämtliche Bilder vom Computer gelöscht.

*

Malee wirkte auf ihn unschuldig, und sie war es auch. Um im deutschen Alltag bestehen zu können, passte sie sich Tobias an. Wie ein kleines Mädchen bewunderte sie ihn, schaute zu ihm auf. Die sexuelle Annäherung fand sehr langsam statt. Tobias wollte nichts verderben. Außerdem genoss er jede Sekunde. Er hatte sein Mädchen und hoffte, endlich den Dämon seiner Begierde in legale Bahnen gelenkt zu haben. Drei Wochen nach ihrer Ankunft in Deutschland schliefen sie miteinander. Malee kicherte verlegen, als er ihren mädchenhaften Körper bewunderte. Seine Erektion schien ihm zu beweisen, dass es möglich war.

*

Tobias entschied sich für eine Hochzeit in kleinem Kreis. Aufgrund der ungewöhnlichen Größe und Zierlichkeit Malees, aber auch wegen der Tatsache, dass sie Asiatin war, sah er sich gezwungen, von einer großen Veranstaltung in seiner Heimatstadt Bad Aibling Abstand zu nehmen.

Seine Eltern und auch seine Schwester, mittlerweile praktizierende Hautärztin und Mutter von zwei Kindern, waren zwar verblüfft von der Schnelligkeit, mit der alles vonstattenging, dennoch wirkten sie erleichtert, dass ihr schüchterner Tobias eine Partnerin gefunden hatte. Außerdem hatten ja viele deutsche Männer asiatische Frauen.

Es wurde eine standesamtliche Trauung, durchgeführt im alten Villenviertel Schwabings in der Nähe des Englischen Gartens. Alle waren sich einig, dass es eine harmonische Feier war. Die zahlreichen Passanten wunderten sich einzig und allein über die tausend Jasminblüten, die Tobias hatte ausstreuen lassen. Malee wirkte, inmitten dieses Blütenmeers, wie ein junges Fabelwesen: klein, filigran, unschuldig. Tobias strahlte eine Zufriedenheit aus, wie es seine Angehörigen bei ihm so noch nie wahrgenommen hatten.

Da für Malee alles sehr neu war – plötzlich verheiratet, ein fremdes Land, viele unbekannte Menschen um sie herum –, entschied Tobias, die Hochzeitsreise klein, aber fein zu halten. Sie fuhren auf die Fraueninsel im Chiemsee, buchten sich im Hotel »Zur Linde« ein und blieben häufig in ihrem Zimmer. Malee – thailändisch experimentierfreudig – probierte all die bayerischen Delikatessen, von der Weißwurst bis zum überbackenen Käsebrot, während Tobias sich freute, sich um ein so kleines Wesen kümmern zu können.

Während ihrer kurzen Spaziergänge um die Insel fingen sie aufgrund ihrer enormen Unterschiedlichkeit mehr als anzügliche Blicke ein. Tobias interessierten die aufmerksamen Augen der anderen zu diesem Zeitpunkt nicht: Er hatte nur Malee im Fokus, sein Mädchen, seine Rettung. All die abstrusen Gedanken der letzten Jahre schienen langsam von ihm zu weichen. Er glaubte, den Kampf gewonnen zu haben, und war für fast zwei Jahre in einem Zustand psychischer Ausgewogenheit, wie er es seit seinem 12. Lebensjahr – dem Beginn seines Martyriums – nicht mehr erfahren hatte.

Manchmal, wenn er spontan auf seinen Computer zuging, konnte er sogar lächeln, weil er glaubte, diese Ära gehöre endgültig der Vergangenheit an.

*

Malee nahm zu. Sie bekam zum ersten Mal ihre Menstruation, behielt es jedoch für sich, weil sie mit den feinen Antennen einer Frau spürte, dass Tobias von diesen Dingen keine Ahnung hatte. Oft plagte sie ein schlechtes Gewissen, da sie mittlerweile begriffen hatte, dass Tobias sie so zierlich wollte und nicht anders.

Dann war Malee schwanger.

Für sie war es eine Selbstverständlichkeit, für ihn die Katastrophe. Sie freute sich. Er bekam Angst.

Als Malee schwangerschaftsbedingt weiter zunahm, verlor sie für ihn ihre Attraktivität. Alte Bilder wurden in seinem Kopf reaktiviert: Bilder von kleinen unverbrauchten Mädchen.

Die Angst vor einem Rückfall drückte ihn nieder. Seine Unsicherheit nahm wieder zu. All seine Hoffnungen und die Zuversicht, seine inneren Dämonen niedergerungen zu haben, lösten sich auf.

Seine Chefin, eine umsichtige und fürsorgliche Person, merkte seine offensichtliche Irritation und wollte ihn unterstützen, indem sie ein Coaching empfahl.

*

57

Er war gekommen, weil er elementare Panik vor einem Rückfall hatte.

Das Coaching war vorgeschoben, bot ihm jedoch einen »Strohhalm der Hilfe« in der Krise, die so unmittelbar über ihn hereingebrochen war. Zumal er gedacht hatte, mit Malee seinen Sexualdrang in die richtigen Bahnen gelenkt zu haben. Eigentlich wollte er nie wieder einen Psychotherapeuten konsultieren.

Tobias brauchte insgesamt vier Sitzungen, um mir die ganze Geschichte zu erzählen. Sein innerer Kampf gegen die quälende Begierde stand stets im Vordergrund. Oft schämte er sich. Manchmal weinte er. Meinem Blickkontakt konnte er nur bedingt standhalten.

Aber nicht nur ihm ging es schlecht.

Ich war irritiert und angespannt, insbesondere bei dem Gedanken, dass meine eigene Tochter im Alter von Tobias' präferierten Objekten war.

Die letzten Berichte von Missbrauchsopfern – der Kirchenskandal wurde gerade von der Öffentlichkeit bewertet und verarbeitet – rotierten durch meinen Kopf.

Ablehnung und Verständnis wechselten im Sekundentakt. Diese vier Sitzungen wurden für mich zu einem Belastungstest.

All die Jahre hatte ich gehofft, verschont zu bleiben von Patienten, die meine therapeutische Neutralität und Empathie in Gefahr zu bringen drohten. Jetzt war es geschehen: Vor mir saß ein Pädophiler, dessen größte Not darin bestand, wieder rückfällig zu werden.

Ein inneres Trostpflaster suchte ich mir, indem ich mir sagte: Tobias hat nie wirklich einen jungen Menschen missbraucht. Abgesehen von der Annäherung bei Sandra.

Meine Gedanken und Emotionen spielten in diesen Stunden und danach mit mir Karussell: Wie kann ich helfen, wenn es mich persönlich so berührt und gleichzeitig abstößt? Wie viele tausend Kinder müssen elendig leiden, damit Menschen wie Tobias ihre sexuelle Befriedigung bekommen? Hatte er mir wirklich die Wahrheit erzählt?

Nachts wachte ich auf, und die Bilder von kleinen, feenartigen Mädchen mit asiatischen Gesichtszügen spukten durch meinen Kopf. Auch ein Supervisionstermin bei einem erfahrenen Kollegen brachte mir keine Klarheit.

In mir eroberten sich therapeutischer Ehrgeiz, Mitgefühl und Zuversicht einen vorübergehenden Stammplatz, nur um am nächsten Tag schon wieder von Gefühlen der Aussichtslosigkeit und Inkompetenz verdrängt zu werden.

Emotional rauf und runter, gedanklich hin und her, so ging es zwei Wochen lang. Bis zur fünften vereinbarten Sitzung mit Tobias.

Ich kapitulierte. Es ging nicht. Ich war zu befangen.

Tobias schien es gespürt zu haben. Als ich ihm mitteilte, dass ich ihn nicht weiter behandeln könne, wirkte er nicht sonderlich konsterniert. Ich war ehrlich und sagte ihm, dass ich aufgrund meiner eigenen Tochter nicht die nötige Distanz aufbringen und damit die notwendige Professionalität aufweisen könne.

Die Empfehlung eines erfahrenen Kollegen – Fachgebiet Sexualstörungen – nahm er nahezu emotionslos entgegen.

Jedes Mal, wenn ich im Alltag einer asiatischen kleinen Frau begegne, muss ich an Tobias denken.

* * *

Verschiedenen Studien zufolge ist etwa ein Prozent aller Männer pädophil. In Deutschland leben dementsprechend rund 250 000 Menschen mit pädophiler Neigung.

Der Begriff Pädophilie (griechisch: pais = Knabe, Kind; philós = Liebhaber) bezeichnet das primäre sexuelle Interesse von Erwachsenen an Kindern im vorpubertären Alter. Pädophile bemerken ihre Neigung zumeist in der Adoleszenz.

Als Ursache wird von den Sexualmedizinern ein Zusammenspiel zwischen biologischen, psychologischen und psychosozialen Einflussfaktoren in der hochsensiblen Phase der Pubertät, aber auch eine starke genetische Disposition diskutiert (Beier).

Leidet der Betroffene darunter, lebt er reale Sexualkontakte aus oder befürchtet er, dies zu tun, wird die Pädophilie als psychische Erkrankung definiert. Ein Großteil der Pädophilen nützt zur sexuellen Stimulierung Bildmaterial aus zumeist illegalen Quellen.

Sexueller Kindesmissbrauch ist primär eine »Männerdomäne«. Der Anteil der pädophilen Frauen ist äußerst gering.

In den 1960er Jahren wurden Aversionsmethoden entwickelt, mit welchen Betroffene durch Elektroschocks oder mit Brechreiz auslösenden Medikamenten umkonditioniert werden sollten. Der Erfolg war nur kurzfristig. Insgesamt herrscht heutzutage ein deutlich weniger optimistisches Bild von der Veränderbarkeit der sexuellen Präferenz vor. Zwar gibt es auch pädophile Männer, die es lernen können, Erwachsene sexuell anregend zu finden. Das ist aber mehr oder minder die Ausnahme. Das Mittel der Wahl ist die Verhaltenstherapie. Hier geht es primär um die Kontrolle und nicht um einen Versuch der Heilung. Ziel ist es, die Klienten zu befähigen, mit ihrer Neigung zu leben, ohne straffällig zu werden, das heißt die vollständige Kontrolle des eigenen Verhaltens. Testosteronsenkende Medikamente werden begleitend eingesetzt.

In Deutschland gibt es ein Gesetz, welches die freiwillige Entfernung der Hoden (Orchiektomie) erlaubt. Mittlerweile lässt sich die Kastration durch eine konsequente hormonelle Behandlung (Senkung der Androgene) ersetzen; allerdings droht bei Absetzen der Medikamente ein Rückfall.

Die sexuelle Präferenz sucht man sich nicht aus. Insofern geht es auch darum, wie eine Gesellschaft mit Minoritäten umgeht. Viele Präventionsprogramme verfol-

gen den Ansatz: Hilfe statt Hetze. Sie versuchen, zu enttabuisieren und den Betroffenen folgenden Leitsatz zu vermitteln: »Du bist nicht schuld an deinen sexuellen Gedanken, aber du bist verantwortlich für dein sexuelles Verhalten.«

Dennoch ist die »öffentliche soziale Hinrichtung« sehr schnell vollzogen, wenn – beispielsweise im Falle von prominenten Personen – eine außerhalb der Norm liegende Sexualpräferenz bekannt wird. Und zwar ganz gleich, ob eine strafrechtlich relevante Tat begangen wurde oder nicht.

Ein Mythos, der bis heute das Denken vieler Menschen über sexuellen Missbrauch an Kindern bestimmt, lautet, dass nur Mädchen im »Lolitaalter« gefährdet sind. In Wirklichkeit können jedoch Jungen wie Mädchen Pädophilieopfer sein, und zwar jeden Alters.

Es gibt Schätzungen, dass etwa drei Viertel der Betroffenen Mädchen sind.

ARISTOKRATISCHE SCHLÄGE

Der Charakter des Menschen ist sein Schicksal.

Heraklit von Ephesos, vorsokratischer Philosoph (520–460 v. Chr.)

Er gehörte zum alten deutschen Adel, genauer, zum uralten preußischen Adel. Obwohl die Familie durch den Zweiten Weltkrieg einen Großteil ihres Besitzes im Osten Deutschlands verloren hatte, war sie nicht verarmt.

Sein Großvater war immer schon von Bayern, ganz besonders vom Berchtesgadener Land, fasziniert. Als Hitler hier eine seiner Residenzen errichtete, erwarb der alte Herr von Rostenbach – ohne Nazi zu sein, aber er liebte die Nähe zur Macht – ganze Landstriche in der Umgebung, unter anderem auch ein großes altes Gestüt in der Nähe von Bad Reichenhall. Hier wurden Rassepferde gezüchtet, die bis in die letzten Kriegsjahre hinein internationale Preise gewannen.

Seine Frau überstand die Strapazen der Flucht über die zugefrorene Ostsee nicht und starb im Winter 1944/45 an einer Lungenentzündung in der Nähe des Seebads Lubmin.

So kam der alte von Rostenbach mit seinen drei Söhnen noch vor Ende des Krieges im Frühjahr 1945 nach Bayern. Alle drei waren nur knapp den letzten wahnhaften Rekrutierungsoffensiven Hitlers entgangen, da sie noch zu jung waren. Das Gestüt mit seinen dazugehörigen 35 Hektar Land konnte sich zwar nicht mit ihren zurückgelassenen Besitztümern im Osten messen, diente den vier Männern in den ersten Nachkriegsjahren jedoch als solide Basis, um wieder auf die Beine zu kommen.

Sein Großvater überwand den Tod seiner Frau nie wirklich. Er quälte sich mit Schuldvorwürfen, die Flucht nicht eher angetreten und dadurch ihren Tod mitverantwortet zu haben. Fast zwanghaft kümmerte er sich um seine drei Söhne, weihte sie in die spärlichen adeligen Kontakte vor Ort ein und sorgte dafür, dass alle drei eine angemessene klassische Ausbildung erhielten. Dafür war ein reines Jungeninternat christlicher Prägung die richtige Wahl. Viele Kontakte zu Frauen hatten die Jungs also nicht, weder in ihrer häuslichen noch in ihrer schulischen Umgebung.

Der Name von Rostenbach sollte – so das zentrale Anliegen des Patriarchen – auch in der neuen Umgebung weiterleben. Das Geschlecht der von Rostenbachs war immerhin seit 1559 nachweisbar. Die Familiensaga erklärte die Herkunft des Namens mit den Besitztümern, die an den Ufern eines Gewässers mit stark eisenhaltigem Wasser lagen. Sämtliche Steine im Fluss schimmerten dunkel rötlich wie Rost. Ihre Vorfahren wurden noch »die vom rostigen Bach« genannt.

*

Sein Vater war einer der drei Rostenbach-Brüder. Die anderen beiden heirateten fast zeitgleich. »Vernünftige Partien«, wie der alte von Rostenbach meinte. So bekam der

Adel Zugang zu den Unternehmerfamilien der Nachkriegszeit, was sich später, insbesondere in finanzieller Hinsicht, bezahlt machen sollte. Die beiden Brüder verließen das Gestüt und zogen nach München. Nur sein Vater, Jahrgang 1939, heiratete erst spät. Er hatte einen starken Bezug zur Natur und war mit dem Gestüt emotional tiefer verbunden als seine Brüder. Seine Kontakte beschränkten sich auf die nähere Umgebung, und so wurde die erste weibliche Grundschullehrerin von Bad Reichenhall seine Ehefrau. Sie war pragmatisch, elegant und willensstark und die Tochter des Bürgermeisters. Aus dieser Ehe war er, Ferdinand von Rostenbach, hervorgegangen.

*

Mein Patient war eine wahrlich beeindruckende Erscheinung. Groß, dezent und elegant gekleidet, volles, kräftiges Haar mit leicht ergrauten Schläfen. Sein erstes Auftreten ließ mich keinen Moment daran zweifeln, dass Würde und Bestimmtheit wesentliche Elemente adeliger Herkunft sind.

Ferdinand von Rostenbach begann mit einer Frage, kombiniert mit einem leicht abschätzenden Blick:»Sind Sie schon mal Wasserski gefahren?«

Ich bejahte, obwohl meine diesbezüglichen Erfahrungen mehr als 20 Jahre zurücklagen. Auch war ich ein wenig perplex von diesem Einstieg in die erste therapeutische Sitzung, deren Beginn er – wie selbstverständlich – gestaltete, und nicht ich. Dennoch ließ ich ihn gewähren. Ich hatte in diesem Moment nicht die geringste Ahnung, was noch alles auf mich zukommen sollte. »Dann können Sie mein Problem vermutlich auch gut nachempfinden«, fuhr er fort. »Was passiert beim Wasserski, wenn man beim Start nicht zum Stehen kommt? Man muss loslassen, sonst wird man regelrecht über die Wasseroberfläche gezogen, die sich bei zunehmender Geschwindigkeit anfühlt wie ein Brett. Das ist richtig schmerzhaft und birgt sogar eine gewisse Verletzungsgefahr. Meine Eltern haben mir unermüdlich eingebleut, rechtzeitig loszulassen. Ich hielt mich oft eisern fest, wollte nicht aufgeben. Immer musste das Motorboot anhalten. Ich konnte nie loslassen, wissen Sie, und genau das ist mein Problem. Ich kann nicht loslassen. Ich kann meine Frau nicht loslassen, obwohl es für uns alle – angesichts dessen, was gerade passiert – das Beste wäre! Wenn wir so weitermachen, ereignet sich noch eine Katastrophe.«

Ein ungewöhnlicher Start in die Therapie, dachte ich und hörte seinen weiteren Ausführungen zu. Er verstand es, Spannung zu erzeugen. Er konnte erzählen, flüssig, ohne großes Stocken, fast wie zigfach geübt. Und er kam mit einer Geschichte daher, die sich als erschütternd und desillusionierend zugleich herausstellen sollte. Dabei wirkte er nur bedingt betroffen. Adlig und vornehm distanziert, immer darauf bedacht, Haltung zu bewahren. Das waren die ersten Assoziationen, die mir dabei in den Sinn kamen.

*

Er habe seine Frau vor mehr als 16 Jahren während seines Studiums der Betriebswirtschaftslehre in Kiel kennengelernt. Sie stammte aus einer alten deutschen Handelsfamilie; das Unternehmen war in den Anfängen der deutschen Kolonialzeit gegründet worden. Ursprünglich verdiente es sein Geld mit Kaffee, Tee und Luzernen. Die wichtigsten Geschäftspartner befanden sich in Tansania, Kenia und Indien. Die Familie war mit dem Handel recht vermögend geworden. Man hatte sogar expandiert und eine große Filiale in Hamburg eröffnen können. Ihr Vater sei ein hanseatischer, relativ gelassener, jedoch gewinnorientierter Typ, der sich nie auf seinem Alleinerbe, dem Handelshaus seines Urgroßvaters und Gründers Jan Jekken, ausgeruht hatte. Jan Jekken verlor seinen einzigen Sohn im Krieg, und Enkel Björn war sein Ein und Alles.

Die Mutter seiner Frau sei das komplette Gegenteil: dynamisch, ein Energiebündel, völlig verrückt, komplett abgedreht in vielerlei Hinsicht. Sie beschäftige sich mit Kunst, afrikanischer Kunst. Dabei interessiere sie sich vor allem für die weiblichen Holzfiguren, die meist Fruchtbarkeitssymbole darstellen. Sie, elegant, blond und schlank, habe sich in der Kunstwelt einen Namen gemacht. Sein Schwiegervater Björn Jekken habe sie immer gewähren lassen, auch als er realisieren musste, dass seine Frau sich mehr für andere Künstler interessierte als für die Erziehung der beiden Töchter. Man war vermögend und delegierte den Erziehungsauftrag an die Kindermädchen.

Elvira Jekken veranstalte Vernissagen, Galadiners und umgab sich gern mit Menschen von Status und Rang. Glamour war ihr wichtig. Sie war sehr impulsgetrieben, was sich in Shoppingorgien, aber auch in unberechenbaren Zornesausbrüchen niederschlug.

Auf einer dieser Kunstveranstaltungen, für die Elvira im gesamten norddeutschen Raum bekannt war – *Die Zeit* hatte auch einmal über sie berichtet –, trafen sie sich das erste Mal. Das war Ende der 1980er Jahre, die Popmusik blühte, die Kleidung war eher bunt als dezent. Anna Jekken wirkte inmitten all der Künstler auf ihn wie eine Ikone. Sie trug ein weißes Kleid, die langen blonden Haare waren hochgesteckt. Die diamantbesetzten Ohrringe und das Halsband mussten ein Vermögen gekostet haben. Das war ihm damals schon aufgefallen, und ihre Vorliebe für extrem hochpreisigen Schmuck sollte ihn später noch teuer zu stehen kommen. Er war 28, völlig überwältigt, und seine adligen Insignien wie auch sein brillantes Aussehen machten die Annäherung zum Kinderspiel. Ganz fasziniert war er von einer kleinen Narbe an ihrem Handgelenk, da sie für ihn, nur an dieser Stelle, nicht perfekt war. Jahre später sagte sie ihm, dass die Narbe aus einer Verletzung beim Segeln resultierte. Sehr viel später, als ihre Ehe auf die Katastrophe zutrieb, ahnte er, dass dies eine Lüge gewesen war.

Neun Monate später heirateten sie, eine Hochzeit vom Feinsten. Geld spielte keine Rolle, und als Ort der Trauung wurde die Insel Sylt ausgewählt. Das wollten Annas Eltern so. Die von Rostenbachs stimmten zu, da sie noch immer einen Bezug zum Norden Deutschlands hatten. Auch die kirchliche Zeremonie war für beide Familien von großer

Bedeutung, und das Brautpaar einigte sich auf den Doppelnamen »von Rostenbach-Jekken«.

Seine Mutter war damals gegen die Hochzeit gewesen, was sie ihm erst in den letzten Jahren mehrfach – als er komplett an sich zweifelte – mitteilte, in der Hoffnung, ihn zu stützen, indem sie Anna abwertete. Doch da sie Ferdinand von Kind auf extrem bewunderte, ihn stets nur lobte und ihn, das Einzelkind, enorm idealisierte, ließ sie ihn stets gewähren.

*

Ihre Hochzeitsreise – Ferdinand hatte zwischenzeitlich sein Studium mit Prädikat abgeschlossen – führte sie im VW-Bus quer durch Europa bis nach Tunesien. Auf engstem Raum liebten und stritten sie sich. Anna war verwöhnt, jede Form von alltäglichen Verrichtungen, sei es auch nur das Einkaufen, war ihr zuwider. Er war Purist und genoss durchaus das einfache Leben fernab jeglicher Verpflichtung. Schon damals fiel ihm auf, dass sie Talent hatte, ihn sanft zu erpressen. Er tat alles, was sie wollte, kaufte ein, kümmerte sich um Plätze für die Nacht, studierte die Landkarte, um die Route festzulegen, und versuchte, ihr auch sonst jeden Wunsch von den Augen abzulesen. Ferdinand vergötterte seine Ikone und genoss es, wenn sie ihn im Gegenzug anbetete. Solange er all ihre Wünsche und Ansprüche erfüllte, schlief sie mit ihm, heftig, häufig und leidenschaftlich. Der eine oder andere Joint beflügelte sie zusätzlich. Ferdinand ließ seine Haare wachsen und erlebte, wie Anna nach dem Genuss von Marihuana komplett ausrastete. Sie schrie ekstatisch und war nicht mehr zu beruhigen. Damals wunderte er sich noch. Je länger sie unterwegs waren – sie hatten für ihre Hochzeitsreise ein halbes Jahr Zeit eingeplant –, desto wechselhafter wurden die Stimmungen. Zur extremsten Eskalation während dieser außergewöhnlichen Reise kam es, als sie sich verfuhren und weitab von der offiziellen Strecke in einen Wüstensturm gerieten. Es war nichts mehr von der Straße zu sehen, und so blieb ihnen nichts anderes übrig, als anzuhalten. Der Sturm tobte die ganze Nacht, wie auch Anna nur noch tobte. Sie machte ihm – nahezu unter Verlust jeglichen Realitätssinns – ununterbrochen Vorwürfe und beschimpfte ihn als »verantwortungslosen Ignoranten«. Sie beruhigte sich erst gegen Morgengrauen, zusammen mit dem Nachlassen des Sandsturms. Als der Motor des luftgekühlten Volkswagens nicht mehr startete, tobte sie erneut. Ferdinand gelang es nach mehreren Stunden, den Wagen wieder zum Laufen zu bringen, nachdem er sämtliche Filter vom Sand befreit hatte.

Kaum hörte sie das Motorengeräusch, rannte Anna zu ihm, hängte sich an seinen Hals und raunte ihm ins Ohr, dass er der tollste Mann sei, mit dem sie es je zu tun gehabt habe. Ferdinand genoss ihre überschwengliche Bewunderung. Dann liebten sie sich im feinen Sand, über sich nur den strahlend blauen Himmel der Wüste.

*

1993 wurde ihr erstes Kind geboren. Sie nannten das Mädchen Elisabeth, nach Ferdinands Großmutter. Anna war zwischenzeitlich 29 und gab ihr Studium auf, alles im Sinne

des Kindes und der noch zu erwartenden weiteren Kinder.
Sie wohnten mittlerweile in einer vornehmen Hamburger
Villengegend, und Ferdinand war Mitarbeiter in einer renommierten international tätigen Personalberatung, die
sich auf die Suche und die Vermittlung von Topmanager-
positionen spezialisiert hatte. Sein Name öffnete wichtige
Türen, und nach kurzer Zeit wurde er Partner.

Sie machten beide den Jagdschein, fuhren auf Safari und
zur Jagd nach Tansania. Die Waffen lagerten auf dem Gestüt in Bayern, auf dem seine Eltern nach wie vor lebten.
Fast jedes zweite Jahr war Anna schwanger, zum letzten
Mal mit 34. Es war eine problematische Schwangerschaft,
da sie Zwillinge in ihrem Bauch trug. Bei der Geburt
schworen sich Anna und Ferdinand ewige Treue.

*

Ferdinand wurde gebeten, eine Auslandsniederlassung zu
leiten, und so gingen sie kurz nach der Jahrtausendwende
für vier Jahre nach Santiago de Chile. Er war für den gesamten süd- und mittelamerikanischen Markt verantwortlich, und dementsprechend verbrachte er fast mehr Zeit im
Flugzeug als auf der Erde.

Sie lernten viele Leute aus der gehobenen Klasse kennen.
Anna fühlte sich elitär und einzigartig, spielte Golf und
traf sich mit den Damen der Upperclass. Die Erziehung
der vier Kinder, drei Mädchen und ein Junge, überließ sie
den südamerikanischen Kindermädchen, auch wenn Ferdinand das grundsätzlich nicht guthieß. Sprach er sie dar-

auf an, machte sie ihm eine Szene und beschuldigte ihn, ein Verhältnis mit Elena, einer dunkelhaarigen Schönheit aus dem Golfclub, zu haben.

Immer häufiger stellte sich Anna nachts auf den Balkon und drohte, von dort aus in den viel zu weit entfernten Pool zu springen, wenn er nicht sofort bestätige, dass es ausschließlich sie in seinem Leben gebe. Schon damals wurde er – dünnhäutig geworden durch seinen hochanspruchsvollen Job – von einer Wut gepackt, die er so von sich noch nicht kannte.

Diese Wut ergriff ihn, ließ ihn jede Etikette vergessen und brachte ihn dazu, Anna als »hochnäsige, faule und verwöhnte Tussi« zu beschimpfen und abzuwerten. Jedes Mal bereute er hinterher, was er gesagt hatte, und Anna tat so, als würde sie ihm verzeihen, wenn sie sich am Abend, nach übermäßigem Alkoholkonsum, in der Küche spontan von hinten vögeln ließ. Anna schrie vor Lust und schlug ihm gleichzeitig ins Gesicht.

Ein vordergründiges Verzeihungsritual, das nach den vielen Ehejahren noch immer funktionierte.

*

Die absolute und sich stetig zuspitzende Krise begann im Anschluss an die vier Jahre auf dem südamerikanischen Kontinent. Ferdinand war das Reisen leid und bewarb sich um einen Posten als Personalvorstand in einem sehr erfolgreichen, eher europäisch ausgerichteten Unternehmen. Er wollte wieder nach Deutschland zurück, und zwar in die Nähe von München. Anna war nicht begeistert, denn sie hatte sich an das Luxusleben im Ausland gewöhnt.

Zum Abschied unternahmen sie alle zusammen eine Reise durch Patagonien im Privatjet von Lodge zu Lodge, was ihnen das Ende ihres Aufenthalts in Südamerika nicht unbedingt leichter machte.

In München erwarben sie ein Haus mit Innenpool und Isarblick in einem der exklusivsten Stadtteile. Darauf bestand Anna. Ferdinand lieh sich Geld von seinem Vater. Anna übernahm die innenarchitektonische Gestaltung – was sie mit Gespür für das Schöne und Extravagante hervorragend hinbekam. Auch die Suche von angemessenen Privatschulen mit Nachmittagsbetreuung beanspruchte sie zunächst voll und ganz.

Aber sie war unzufrieden, das merkte er ganz deutlich. Ferdinand verdiente eine Menge Geld, Anna gab es mit vollen Händen aus. Sie flog mit einer Freundin nach Dubai oder Mailand zum Shoppen. Immer öfter realisierte er, dass er sich bei Freunden und bei seiner Mutter über Anna zu beschweren begann.

Gut eineinhalb Jahre nach der Rückkehr aus Chile wurde sein Groll immer stärker; er hatte das Gefühl, die Wut auf Anna nicht mehr kontrollieren zu können. Er arbeitete und arbeitete, stand im Rampenlicht des Unternehmens und fühlte sich von ihr nicht verstanden. Auch die Kinder hatten Probleme mit ihrer Mutter und entwickelten auffällige Verhaltensweisen. Ihm blieb keine Zeit, um sich mit ihnen zu beschäftigen. Als einzige Entspannung blieb ihm die Jagd.

Und dann sei es immer schlimmer geworden. Er könne sich gar nicht erklären, welche Dynamik die ganze Sache bekommen habe.

73

»Mehr kann ich Ihnen heute nicht erzählen. Fragen Sie bitte meine Frau! Ich versuche, sie zu bewegen, hierherzukommen«, sagte er beschämt, regelrecht in sich gekehrt, und blickte zu Boden.

*

Sie kam. Und wie sie kam. Sie trat auf in einer Form, wie es nur Menschen tun, die stets Bedienstete um sich haben. Diese Aura machte sie jedoch keineswegs unsympahisch, sie faszinierte mich. Hochgewachsen und schlank, in engen ausgewaschenen Jeans, braunen Stiefeln, weißer Bluse und einer tailliert geschnittenen grünen Jacke der Marke Bellstaff, wirkte sie so elegant wie Catherine Deneuve als Mittvierzigerin. Fast nicht vorstellbar, dass diese Frau schon vier Kinder zur Welt gebracht hatte. Sie war sich ihrer Wirkung bewusst und versuchte schon vom ersten Moment an zu beeindrucken.

Sie blickte mich mit leicht seitlich geneigtem Kopf an und sagte:»Mein Mann hat mich davon überzeugt, zu Ihnen zu kommen. Ich soll Ihnen alles erzählen, wirklich alles!« Dabei schaute sie mich prüfend und herausfordernd an.»Können wir beginnen?«, waren ihre nächsten Worte, und dann begann sie auszupacken mit dem, was Ferdinand scheinbar nicht erzählen konnte und wollte.

»Er schlägt mich, ständig und immer wieder. Er ist ein absoluter Choleriker. Können Sie sich das vorstellen? Dieser Mann verprügelt mich. Er rastet komplett aus. Letztes Mal saß ich auf der Toilette, Hose unten, Sie wissen schon. Da kommt er plötzlich rein und schlägt mir direkt ins Gesicht. Ich konnte nicht mal abhauen. Er wirft mit Einrichtungsgegenständen um sich, und ich darf sie im Beisein der Kinder wieder aufheben. Es ist der totale Wahnsinn. Dann weint er, kniet vor mir und bittet um Entschuldigung.«

»Und dann, was passiert dann?«, war mein erster – wenn auch etwas unbeholfener – therapeutischer Interventionsversuch, um die verbale Gewaltwelle ein wenig zu kanalisieren.

»Dann? Dann haben wir Sex miteinander, guten Sex. Ferdinand ist eine traumhafter Liebhaber, wissen Sie! Damit gab es noch nie Probleme. Aber sein Ausrasten wird immer heftiger. Ich habe schon überlegt, ob ich ihn anzeige. Das würde ihn vermutlich den Job kosten. Er sagt, ich würde ihn ständig reizen. Ich würde mich als Püppchen aufspielen und eine Menge Geld verprassen. Er stehe beruflich unter einem extremen Erfolgsdruck, und meine Nörgeleien würden ihn zur Weißglut bringen. Dabei geht es ihm doch wirklich gut. Ich habe alles für ihn aufgegeben, Studium, Karriere, alles! Ich kümmere mich um die Kinder und halte ihm komplett den Rücken frei, damit er sich beruflich verwirklichen kann. Er bekommt Anerkennung, viel Anerkennung, jeden Tag – und ich?«

Ihr offensichtlicher Wunsch nach Einzigartigkeit und Anerkennung, die beiderseitigen emotionalen Ausraster, aber auch die obskuren sexuellen Verzeihensmuster, all das ließ mich an eine wilde Verstrickung von narzisstischen und Borderline-Persönlichkeitsstrukturen denken.

Gleichzeitig war ich schockiert von den offensichtlichen Gewaltexzessen, die sich in dieser Familie abspielten. Auch der Gedanke, welche Auswirkungen dies auf die Kinder haben könnte, nahm mich zunehmend in Beschlag.

Ich schlug eine erste gemeinsame Sitzung vor, um mehr Klarheit über die Interaktionsdynamik zu gewinnen. Sie nahm den Vorschlag an, und beide kamen zum vereinbarten Termin. Es war eine therapeutische Risikovariante, ein Paar mit dieser Historie nach nur zwei Einzelstunden zu einer gemeinsamen Sitzung einzuladen. Das war eindeutig. Meine Idee – eventuell auch Illusion – war, zumindest die Spirale der körperlichen Gewalt schnellstmöglich durchbrechen zu können.

*

Diese Sitzung explodierte zunächst in einem Feuerwerk gegenseitiger Beschuldigungen und Vorwürfe. Aggression lag in der Luft und dominierte die verbalen Aussagen. Gleichzeitig schienen beide auch eine gewisse Befriedigung daraus zu ziehen, einen Zuschauer zu haben, auch wenn es nur ein unter Schweigepflicht stehender Therapeut war.

Alle Einstellungen, Ansichten und Verhaltensmuster, die ich schon in den Einzelsitzungen erfahren hatte, wiederholten sich. Jeder von ihnen suchte nach Bestätigung von meiner Seite und setzte alles daran, um zusätzlich – unbewusst mit fast schauspielerischen Qualitäten – theatralisch zu wirken. Sie pendelten kontinuierlich zwischen einer Opfer- und einer Täter-Perspektive. Kurz vor Schluss der Sitzung, als Reaktion auf meine Frage »Was macht Sie denn als Paar stark, was sind Ihre Gemeinsamkeiten?«, lagen sie sich dann plötzlich weinend in den Armen.

*

Mein erstes therapeutisches Fazit rückte folgende Überlegungen in den Fokus: Beide strebten enorm nach Anerkennung und Bewunderung. Sie werteten den anderen jeweils ab, um das eigene fragile Selbstwertgefühl zu erhöhen. Wenn die verbalen Abwertungen nicht mehr ausreichten, ging es über in körperliche Attacken. Hier konnte Anna, da sie ihrem Mann körperlich unterlegen war, nicht mithalten. Keiner von beiden hatte sich emotional dann noch unter Kontrolle. Lange hatten ihre sogenannten Versöhnungsmechanismen funktioniert.

Durch die in Mitleidenschaft gezogen herangewachsenen Kinder bekam die ganze Situation jedoch eine Dynamik, die mehr und mehr zu entgleisen drohte. Ferdinands berufliche Anforderungen und Annas Unzufriedenheit mit ihrem Status als Haus- und Prestigefrau belasteten sie sehr und sorgten so für zusätzlichen Stress, der sich in einer extremen Spirale der Gewalt zu entladen schien. Und doch, so schien es mir, gab es etwas, was sie einte. Aber was steckte noch dahinter?

Ferdinand von Rostenbach betonte ausdrücklich ihre Seelenverwandtschaft, aber auch den Bund der Ehe, den er nicht bereit war aufzugeben. Immer wieder verharmloste er die gewalttätigen Ausbrüche gegen seine Frau mit der

Begründung, sie würde ihn so reizen, dass er nicht mehr anders könne. Anna von Rostenbach-Jekken betonte seine Attraktivität und rückte das Wohl der Kinder in den Mittelpunkt. Aller Gewalt zum Trotz, keiner wollte wirklich aus der Beziehung aussteigen. Dennoch litten sie und hatten beide das Gefühl, so nicht mehr weitermachen zu können. Erschöpfung und Ratlosigkeit kamen hinzu, hier und dort gelang es ihnen auch – fast ein wenig selbstironisch –, über ihre Situation zu lachen. Sie hatten offensichtlich alles, wonach sich Menschen so oft sehnen: genug Geld, ein luxuriöses Zuhause, gesunde Kinder. Dennoch waren sie drauf und dran, sich selbst Stück für Stück zu zerfleischen. In selbstkritischen Momenten waren sie sich einig, dass sie alles dafür tun wollten, den Teufelskreis zu durchbrechen.

Mir war es besonders wichtig, erst einmal die Gewalt zum Stillstand zu bringen, und so versuchte ich einen etwas direkteren Kurs. Ich machte ihnen deutlich, dass ich sie als Menschen akzeptiere, nicht jedoch ihre psychischen und körperlichen Gewalthandlungen. Insbesondere Ferdinand von Rostenbach versuchte ich deutlicher zu konfrontieren mit dem Hinweis:»Egal, was ihre Frau sagt oder tut – wie Sie darauf reagieren, liegt in Ihrer Hand. Es ist Ihre Entscheidung. Ihre Gewalthandlungen sind Ihre Wahl, und sie bedeuten letztendlich eine Schwäche, dass Sie nämlich nicht mehr Herr Ihrer selbst sind, sondern dass Sie von Ohnmachtsgefühlen und Aggression überwältigt werden.«

In einer der folgenden gemeinsamen Stunden konnte ich die beiden dazu bringen, gegenseitige Rückzugsorte zu definieren und auch zu akzeptieren. Von Rostenbach richtete sich ein kleines Arbeitszimmer im Dachgeschoss ein, seine Frau wählte für sich das beheizbare Gartenhäuschen. Wenn sie in Konflikt gerieten, hatte jeder den akzeptierten Raum, um sich zurückzuziehen, Distanz zu schaffen und die eigenen Gefühle zu ordnen.

Die Eskalationen in Form von Schlägen konnten dadurch weitgehend vermieden werden.

Auf die Suche nach den individuellen Anteilen für die Kränkungsanfälligkeit und das unablässige Streben nach Anerkennung wollte ich mich zu einem späteren Zeitpunkt machen. Ich glaubte mich durch die ersten erfolgreichen Interventionen schon ein wenig auf der sicheren Seite und empfahl ihnen, sich Gedanken über eine gemeinsame Freizeitbeschäftigung zu machen, vielleicht etwas, was sie früher gern miteinander gemacht hatten und was im Laufe der Zeit und durch den zunehmenden Stress – bedingt durch Umzüge und Kinder – verlorengegangen war.

*

Fast euphorisch erlebte ich sie beim nächsten Termin. Die Vorstellung, wieder mehr gemeinsam als Paar zu unternehmen, hatte sie scheinbar deutlich beflügelt. Stolz präsentierten sie einen konkreten Vorschlag. Anna von Rostenbach-Jekken ergriff die Initiative.

»Uns geht es schon viel besser, wir konnten seit langem wieder miteinander reden, ohne uns gegenseitig Vorwürfe zu machen. Unsere Idee ist: Wir wollen gemeinsam zur Jagd gehen. Es gibt da noch dieses größere Waldareal von

Ferdinands Eltern, ich glaube, es sind so etwa zwölf Hektar. In der Nähe von Traunstein. Ohne Kinder. Nur wir beide und mit ganz viel Zeit! Seit Tansania waren wir nicht mehr zusammen jagen.«
Ferdinand lächelte und wirkte fast gelöst.

Einem ersten intuitiven Gedanken folgend, fand ich die Idee, gemeinsam auf die Jagd zu gehen, nicht besonders geeignet, um die partnerschaftliche Kommunikation zu optimieren. Dennoch dachte ich mir: Besser als gar nichts, und unter Umständen bewirkt das gemeinsame Schweigen, Beobachten und Meditieren auf dem Hochsitz mehr partnerschaftliche Entspannung als vermutet. Getreu der Maßgabe, auch kleine Schritte zu würdigen, sprach ich den beiden gut zu und war schon auf den ersten »Jagdbericht« gespannt.

Der nächste Termin sollte in drei Wochen stattfinden.

Am Abend erzählte ich einem guten Kollegen, auf welche ausgefallenen Ideen Paare – wenn sie den therapeutischen Auftrag erhalten, gemeinsame Freizeitaktivitäten zu unternehmen – so kommen. Er grinste und meinte ein wenig fatalistisch:»Bleibt nur zu hoffen, dass sie sich nicht gegenseitig über den Haufen schießen.«

*

Sie schossen sich nicht über den Haufen, sondern berichteten, dass sie die gemeinsam verbrachte Zeit bei der Wildbeobachtung sehr genossen hätten. Es näherte sich das

Ende des Sommers, und die Jagdsaison stand eigentlich noch bevor.

Die Gewaltspirale schien durchbrochen, und das Paar wirkte deutlich entspannter. Ich nahm mir vor, mich an die psychodynamische Verstrickung heranzuwagen. Hier würde es vermutlich große Widerstände geben. Narzissmus- und Borderline-Thematiken – und ganz besonders ihre komplizierten Verstrickungen in einer Partnerschaft – erfordern viel therapeutisches Gespür. Aber ich war durchaus guter Dinge. Sie akzeptierten mich und hatten erste Erfolge erzielt. Eine ganz vernünftige Basis, um mich an die ursächlichen Bedingungen herantasten zu können.

*

Mein Praxistelefon klingelte. Außerhalb der telefonischen Sprechzeiten, was nicht ungewöhnlich war, mich jedoch immer ein wenig in Unruhe versetzte. Schließlich befand ich mich mitten in einem Beratungsgespräch. Grundsätzlich wurden nur wichtige Telefonate durchgestellt.

»Grüß Gott, Polizeiinspektion München, Mordkommission, spreche ich mit Herrn Werner Dopfer?«

»So ist es! Um was geht's?«

»Es geht um den Fall von Rostenbach-Jekken. Gemäß unseren Informationen sind die von Rostenbachs Klienten von Ihnen?« Blitzartig schoss mir das Adrenalin in die Adern, und ich bezog mich – so geistesgegenwärtig, wie nach diesem Schock noch möglich – auf meine psychologische Schweigepflicht.

Vom anderen Ende der Leitung vernahm ich klar und bestimmt: »Wir würden gern mit Ihnen persönlich sprechen. Eine Schweigepflichtsentbindung bringen wir selbstverständlich mit. Diese wird Herr von Rostenbach für uns ausstellen. Wann haben Sie morgen Zeit?«

Kommissar Bauhuber von der Mordkommission informierte mich am Tag darauf – bayerisch trocken, sachlich und routiniert – über folgende Tragödie: »Frau von Rostenbach-Jekken ist leider tot. Gestorben aufgrund eines Sturzes von einem Hochsitz auf dem privaten Waldbesitz der Familie. Ihr Mann sagt, sie hätten sich auf dem Hochsitz geliebt, und es sei etwas leidenschaftlicher zur Sache gegangen. Dann sei das vermutlich morsche Holz der Brüstung des Hochsitzes gebrochen. Die Obduktionsergebnisse liegen noch nicht vollständig vor. Frau von Rostenbach-Jekken ist mit großer Wahrscheinlichkeit unglücklich gefallen und an einer Fraktur des Halses zu Tode gekommen. Die Aussagen ihres Mannes, der unmittelbar Hilfe holte und die Polizei verständigte, sind bislang glaubwürdig. Im Intimbereich von Frau von Rostenbach-Jekken fanden die Obduktionsmediziner Spermien vom Ehemann. Alles deutet bis dato darauf hin, dass ihr Mann die Wahrheit sagt. Was uns ein Rätsel aufgibt, sind die älteren Prellungen, die der Körper von Frau von Rostenbach aufweist. Des Weiteren gibt es von der Mutter der Toten eine Anzeige wegen Mordverdachts gegen Ferdinand von Rostenbach. Zu diesem Tatbestand hat uns Herr von Rostenbach Sie als Zeugen benannt und Sie von der Schweigepflicht entbunden.«

* * *

Ein Akademiker, der seine Frau schlägt? Bestimmt ein Einzelfall, möchte man annehmen. Doch eine Befragung von 10000 Frauen im Auftrag des Bundesfamilienministeriums ergab: Jede sechste Frau hat Gewalt mit Verletzungsfolgen von ihrem Partner erlebt. Höhergebildete schlagen ihre Partnerin nicht seltener als Männer mit geringer Bildung.

Gemäß einer im Jahr 2013 veröffentlichten Studie der Weltgesundheitsorganisation (WHO) erfahren im weltweiten Vergleich 35 Prozent aller Frauen und Mädchen ab 15 Jahren mindestens einmal körperliche oder sexuelle Gewalt, am häufigsten verursacht durch ihren Partner. Staaten wie zum Beispiel die USA, Australien oder Deutschland liegen bei 23 Prozent. Das heißt, etwa jede vierte Frau ist betroffen.

Grundsätzlich ist ein starker Zusammenhang zwischen Alkoholmissbrauch und Gewalttätigkeit nachweisbar.

Warum bleibt eine Frau bei ihrem Mann, obwohl er sie (regelmäßig) verprügelt? Oftmals verstricken sich unterschiedliche Persönlichkeitsanteile oder gar schwere Persönlichkeitserkrankungen (beispielsweise eine narzisstische und eine Borderline-Störung) so komplex ineinander, dass ein Ausstieg aus der destruktiven Dynamik – wenn überhaupt – erst nach langen Therapien möglich ist.

Und es gibt einen weiteren Hinderungsgrund: Welcher Mann, der seine Frau schlägt, besitzt die Demut, das zuzugeben und sich einzugestehen, therapiebedürftig zu sein?

Oftmals erfolgt dieser Schritt erst, wenn die Täter nach einer schweren Kränkung ihres verzerrten und grandiosen Selbst in eine Depression geraten oder gar suizidgefährdet sind.

BRENNENDE SEELE

Kein Teil kann gesund sein,
solange nicht das Ganze gesund ist.

Platon, griechischer Philosoph (427–347 v. Chr.)

D ie Nadel des Tachos zeigte 240 Stundenkilometer, und
es war ihr egal. Die Witterungs- und Verkehrsverhält-
nisse legten ihrem inneren rationalen Anteil nahe, die Geschwindigkeit ihres Mercedes SLK zu drosseln. Aber die
Stimme der Vernunft verhallte unbeachtet.

Tief in ihr verbreitete sich ein übermächtiges Gefühl der
Niedergeschlagenheit, gepaart mit Hoffnungslosigkeit. Sie
empfand es als kalt und wehrte sich dagegen wie ein unge-
zähmter Hund gegen die Leine. Die Wut über ihre Unter-
legenheit gegenüber diesem Gefühl trieb sie jedoch dazu,
das Gaspedal noch weiter durchzudrücken. Der Regen
klatschte gegen die Scheiben, die Wischerblätter sausten
hin und her.

Nahezu synchron mit der Bewegung des Scheibenwischers
tauchte vor ihrem inneren Auge regelmäßig ein Absatz aus
dem Buch *Middlesex* – einem Werk ihres Lieblingsautors
Jeffrey Eugenides – auf:»Historische Tatsache: 1913 hör-
ten die Menschen auf, Menschen zu sein. Es war das Jahr,

in dem Henry Ford seine Autos auf Laufrollen bauen ließ und die Arbeiter sich der Geschwindigkeit des Fließbandes anpassen mussten. Anfangs rebellierten die Arbeiter. Sie kündigten in Scharen, außerstande, ihren Körper an das Tempo der Zeit zu gewöhnen. Seitdem ist die Anpassung jedoch weitergegeben worden: Wir alle haben sie bis zu einem gewissen Maße ererbt, so dass wir uns Joysticks und Fernbedienungen, hunderterlei eintönigen Bewegungen reibungslos fügen.«

Am Anfang hatte auch sie rebelliert – gegen den gnadenlosen Erfolgsdruck in der Branche. Gegen E-Mails zu jeder Tages- und Nachtzeit. Gegen unrealistische Zeitvorgaben, eintönige PowerPoint-Präsentationen und endlose Meetings.

Ihre Rebellion war aber stets nur eine innerliche gewesen. Gesehen hatte man nichts, sie war zu einer Figur in diesem Spiel geworden. Eine Figur, die mitmachte, wie alle anderen auch. Weil es scheinbar so normal war.

Sie war 28, Unternehmensberaterin und lediglich eine Nuance davon entfernt, sich ihr Leben zu nehmen. Es war ihr egal, wenn sie verunglücken würde. Die Hoffnungslosigkeit war in den Grenzbereich der Todessehnsucht geraten. Eine heimtückisch latente Suizidalität schlich sich heran. Sie fühlte sich leer, energielos und fremd in der Welt, und sie wusste gleichwohl, dass sie morgen wieder so funktionieren würde wie bisher.

Erneut presste sie mit Kraft das Gaspedal durch und krampfte ihre gepflegten Hände in das Lederlenkrad. Der Wagen vibrierte leicht, die Leitplanke kam unheilvoll näher, als die A3 zwischen Regensburg und Nürnberg eine Kurve zog. Eine Linkskurve!, schoss es ihr in den Kopf. Wieder auf der Geraden, ließ der Regen nach, und ein erster Sonnenstrahl eroberte sich den Weg durch die dunkelgraue Wolkendecke. Sie nahm den Fuß vom Gas und begann zu zittern. Panikgefühle, Herzrasen und Schweißausbrüche überwältigten sie und nahmen ihr den Atem. An der nächsten Parkplatzausfahrt kollabierte sie.

Mehrere besonnene Lkw-Fahrer hatten aufgrund des sintflutartigen Regens den Parkplatz angesteuert und sich, wie auch ihren großvolumigen Fahrzeugen, eine Ruhepause verordnet. Dunkelhaarig, perfekt gekleidet im hellen Kostüm, stieg sie aus ihrem anthrazitfarbenen Mercedes, der mit überhöhtem Tempo in den Parkplatz eingefahren war. Das erregte die Aufmerksamkeit der Männer der Straße.

Drei von ihnen standen um sie herum und starrten sie an, als sie, immer noch zitternd, wieder geradeaus blicken konnte, nachdem sie sich zweimal übergeben hatte. Der Schweiß lief ihr über Stirn und Nacken. Halt suchend, lehnte sie sich an den noch nassen Kotflügel ihres Wagens.

»Brauchen Sie einen Arzt?«, waren die ersten Worte, die sie wieder klar wahrnahm. Ihr fiel sogar der leicht tschechische Dialekt des bärtigen Lkw-Fahrers auf. Eine gute, scharfsinnige und manchmal überaus interpretative Beobachterin war sie immer gewesen. Solange es nicht um sie selbst ging.

*

»Ich habe mich nie wirklich selbst beobachten und öffnen müssen, da ich immer ein Spiegelbild meiner selbst um mich gehabt habe. Meine eineiige Zwillingsschwester war das beste Feedback. In ihr sah ich mich. Sie war praktisch ich, äußerlich wie innerlich. Ich war sie, sie war ich, immer. Was ich tat, tat sie. Seit ich denken konnte, war sie ein Teil von mir. Nun ist sie tot. Es fühlt sich an, als ob etwas Wesentliches von mir abgetrennt wurde. Ich kann es selbst nicht erklären. Ich verstehe nicht, was mit mir vorgeht. Sie fehlt mir. Mir fehlt jetzt ein Teil von mir. In mir ist etwas zerbrochen«, waren die Worte, die ich vernahm zwischen all den Tränen, die in diesem Moment aus ihren rotgeränderten Augen strömten. Sogar die wasserfeste Schminke konnte es nicht verhindern, dass sich eine dunkle Spur auf ihren Wangen bildete.

Sie sah gut aus, elegant gekleidet und intelligent. Eine Frau, die es vermutlich verstand, in der unternehmensberatenden Männerwelt ihre Rolle zu spielen. Trotz aller Grazilität, die ihr ebenso anhaftete wie ihre Verletzlichkeit, derer sie sich jetzt – in einer für sie unbekannten Form – bewusst wurde. Wie phantastisch mussten sie und ihre Schwester zusammen gewirkt haben.

Die Erkundung der Vergangenheit begann. Eine Rückschau voller Freude und unbändigem Lebenswillen sollte vor mir ausgebreitet werden, die erst endete, als sie von der Bankerin zur Unternehmensberaterin und ihre Zwillingsschwester aus dem Leben gerissen wurde.

*

Sie war die Jüngere, genau 22 Minuten nach ihrer Schwester geboren – und beide hoffnungslos zu früh zur Welt gekommen. So wurde der grausam transparente gläserne Brutkasten zu ihrem ersten Zuhause. Sie hatten sich offensichtlich in dieser außergewöhnlich bedrohlichen Lebenssituation schon hervorragend geschlagen und tapfer um ihr fragiles Leben gekämpft.

Ihr Vater wurde nie müde, dies an den seltenen gemeinsamen Kaminabenden zu erwähnen. Ein gütiger Mann, der über sein spätes Glück, noch im fortgeschrittenen Alter zwei Töchter zu bekommen, mehr als überrascht war. Zumal seine Frau zum Zeitpunkt der Geburt bereits 42 Jahre alt gewesen war.

Ihre Eltern hatten sich erst spät kennengelernt, beide waren in ihrem Beruf aufgegangen. Die Mutter als freiberufliche Architektin, promoviert und mit Lehrauftrag an der Universität. Sie hatte mehrere Bücher über die sozialistisch inspirierte Architektur in der ehemaligen Sowjetunion geschrieben und galt als Expertin auf diesem Gebiet.

Ihr Vater war Mediziner und Chefarzt an der Uniklinik. Er galt als eine Koryphäe für Neurochirurgie in Europa. Beiden war der Beruf immer mehr Berufung als alles andere gewesen, und so hatten sie erst in förmlich letzter Minute die Kurve in Richtung feste Partnerschaft und Familiengründung genommen. Mehr zufällig als wirklich geplant. Zumal sie beide in den letzten Schwingungen der späten 1960er-Generation ihr Studium absolviert und das hedonistische und lockere Kommunenleben in jeglicher Hinsicht ausgekostet hatten. Beide betonten, wie easy diese Zeit gewesen sei. Gern erzählten sie daher ihren Mädchen immer wieder die Geschichte, wie sie sich kennengelernt hatten: Auf einem Flug nach Moskau waren sie zufällig nebeneinander gesessen und miteinander ins Gespräch gekommen. Ihr Vater hatte sich über den engen Abstand zwischen den Sitzreihen ereifert und wollte mehr als einmal wissen, ob es der dunkelhaarigen Dame neben ihm – ihrer Mutter – genauso ginge. Diese reichte ihm einen Schokoriegel mit dem trockenen Hinweis:»Wenn Männer Hunger haben, nörgeln sie an allem herum und sind unausstehlich.« Das faszinierte ihn so, dass er sie noch am Flughafen in Moskau zum Essen einlud.

Sein physiologischer Hunger entpuppte sich als emotionaler Hunger, der auf große Gegenliebe stieß. Das Resultat waren die»späten frühen Zwillinge«.

*

Den dramatischen Kampf der ersten Lebensmonate gewannen die Mädchen.

Danach war alles wie in einem wunderbaren Traum, ihre Zweisamkeit hielt förmlich jede Sekunde ihres Lebens an. Im Kindergarten wurden sie die Stern-Zwillinge genannt, abgeleitet von ihrem Familiennamen Sternhauser. Sie traten gemeinsam auf und wurden gemeinsam eingeladen, geschätzt und geliebt: Katrin und Eveline Sternhauser.

In der Schule wurden sie oft verwechselt. Die Lehrer hatten durchaus ihre Not, die beiden auseinanderzuhalten. Da sie jedoch extrem bezaubernd und liebenswürdig waren, waren sie immer und überall sehr beliebt. Alles wurde ihnen verziehen.

Ihr besonderes Markenzeichen waren ihre Frisuren, freche Pagenkopfschnitte, die sich nur durch die spiegelverkehrte Lage des Scheitels unterschieden.

Sie waren so identisch, dass es ihnen enorm schwerfiel, eine Grenze zu ziehen zwischen dem eigenen Selbst und dem der anderen. Sie konnten kaum eine eigene Identität entwickeln, die Eltern waren keinerlei Hilfe. Die Gene hatten sie nicht verschieden programmiert. Katrin und Eveline hatten eine Abiturnote, die sich nur um ein Zehntel unterschied.

Sie waren das Gesprächsthema des Abiturballs – ebenso wie der stolze und als hochgradig leistungsorientiert bekannte Professor Sternhauser, der seine Töchter mit schlanken Chirurgenhänden festhielt und in fast majestätischer Haltung abwechselnd über die Tanzfläche schweben ließ.

Ralf und Monika Sternhauser waren zufrieden. Der eigene Weg aus Handwerkerfamilien in die Akademikerkreise war weit und beschwerlich gewesen. Jetzt wurde er gekrönt mit zwei solch phantastischen jungen Mädchen. Ein Erfolg auf der ganzen Linie. Alles war perfekt, ganz gemäß ihren Ansprüchen. Dieser Weg – so ihre feste Überzeugung – musste weitergeführt werden. Sie meinten, dass die Basis gelegt sei.

*

Die Zwillinge gingen nach Berlin, um Betriebswirtschaftslehre zu studieren. Alles klappte. Es gelang ihnen, eine Altbauwohnung am Tegeler See zu finden. Sie genossen es, im

Sommer in der typisch städtischen lauen Abenddämmerung schwimmen zu gehen und im absolut identischen Badeanzug gesehen und bewundert zu werden. Das Leben präsentierte sich ihnen von der schönsten Seite mit einem unbeschwerten Studium, kombiniert mit überaus positiver Resonanz von Seiten der männlichen Kommilitonen. Ihre ersten harten Lebensmonate waren längst nicht mehr präsent. Dennoch merkten beide oft, dass sie nicht gut allein sein konnten. Kaum war eine der Schwestern zum Einkaufen unterwegs – und sei es auch nur für kurze Zeit –, verspürte die andere eine innere Unruhe, eine unmittelbar aufkommende brennende Sehnsucht, die sie nicht verließ, bis sie sich wiedersahen.

Ihnen kam es vor, als könnten sie allein nicht existieren. Das feste emotionale Band einer tiefen Seelenverwandtschaft schien sie aneinanderzufesseln. Jede räumliche Distanz wurde zu einer psychischen Belastungsprobe. Katrin stand nachts öfter auf, um sich zu vergewissern, dass Eveline noch da war. Manchmal begegneten sie sich im Flur. Morgens – als beide schlaftrunken ihr Müsli löffelten und quasi ihrem Spiegelbild über der Schüssel in die Augen blickten – mussten sie lachen und freuten sich über ihr Zwillingsleben.

An der Uni wurden sie bald die »Super-Sterns« genannt, ihr gemeinsames Auftreten im Hörsaal, aber auch bei allen anderen Veranstaltungen, förderte dieses Image. Es kam alles von selbst – ein wenig anstrengen mussten sie sich nur, um dem Leistungsanspruch ihres Vaters gerecht zu werden. Aber auch das gelang ihnen spielend; die Noten stimmten, wie immer.

*

Eines Abends – sie saßen nach dem Schwimmen noch in einer Pizzeria am See – wurden sie von zwei jungen Männern angesprochen, identischen jungen Männern, einem Zwillingspaar. Die beiden waren groß und rotblond, gut trainiert, trugen Jeans mit lässig geschnittenen weißen Hemden und kamen aus Rügen. Jan und Lars studierten Maschinenbau und kannten sich hervorragend aus mit dem Zwillingsdasein. Die folgende Romanze – so erwähnte Katrin es oft – war das Schönste, woran sie sich erinnern konnte. Eine Welle des Glücks trug sie von da an durch das Studium, zu Abschlüssen mit Prädikatsexamen und alle zusammen nach Frankfurt, wo Jan und Lars bei einem internationalen Autozulieferer als Entwicklungsingenieure begannen. Katrin und Eveline bekamen Stellen in einer Versicherung, beide – zum ersten Mal unabhängig voneinander – jeweils im Stab eines Vorstandsmitglieds.

Alle vier starteten in ihre Karriere, und in ihrer Gemeinschaft waren sie glücklich. Wenn sie abends gemeinsam in ihrer Sechszimmerwohnung am Mainufer auf der Terrasse saßen, auf die Skyline von Frankfurt blickten und eine Flasche Wein öffneten, konnten sie manchmal ihr Glück nicht fassen. Der Höhepunkt des Abends bestand oft darin, dass sich alle darüber einig waren, dass ein Partnertausch bei ihnen gar nicht auffallen würde. Sie amüsierten sich köstlich über diese Phantasie, und dann gingen Katrin mit Jan und Eveline mit Lars aufgekratzt und voller Lebenslust in ihre Schlafzimmer.

Es hätte ewig so weitergehen können.

Katrin entwickelte jedoch zunehmend den abstrusen Gedanken – ausgelöst durch das humorvoll artikulierte Partnertauschszenario –, dass Eveline ein Auge auf Jan geworfen habe. Sie sprach diesen Gedanken gegenüber ihrer Schwester aber nie aus, sondern vermied eine aktive Auseinandersetzung und stürzte sich in die Arbeit.

Davon gab es mehr als genug. Die gesamte Versicherungslandschaft war in Unordnung, Strategiemodifikationen und Restrukturierungen rannten förmlich um die Wette und lösten einander in einem Tempo ab, dass nur die Widerstandsfähigsten eine Chance hatten durchzuhalten.

So kam es, dass ein lukratives Jobangebot von einer renommierten, auf die Versicherungswelt spezialisierten Unternehmensberatung nicht lange auf sich warten ließ. Ihr Ehrgeiz und die verinnerlichte Botschaft ihres Vaters, immer Leistung zu bringen, motivierte Katrin, das Jobangebot anzunehmen.

Dieser damals logische – wenn auch etwas gehetzte – Karriereschritt sollte ihrer aller Leben verändern.

Katrin hatte ein schlechtes Gewissen, da sie es forciert hatte, mehr als bisher von ihrer Schwester getrennt zu sein. Die ersten Wochen im neuen Job entwickelten sich zum Alptraum. Das Milieu der Unternehmensberater zeigte sich von der härtesten Seite: Reisen, Meetings, Reisen. Die Abwesenheit von zu Hause wurde für Katrin zur Regel, sie lebte mehr in Hotels und auf Flughäfen, getrennt von ihrem zweiten Ich, und es ging ihr miserabel. Oft war sie vor Erschöpfung niedergeschlagen; gleichzeitig entwickelte sie eine Betriebsamkeit, die einer Hetzjagd nach Rotwild glich, das die Flucht immer dann fortsetzt, wenn man kurz vorm Abschuss ist. Es ging weiter, immer weiter. Das Rad der Ansprüche von Seiten ihres Chefs stand nie still.

Eveline spürte die psychische Veränderung bei ihrer Schwester und sprach sie darauf an. »Alles okay, nur extrem viel zu tun«, waren die Worte, die Eveline immer wieder zu hören bekam. Nach einem halben Jahr setzte die Gewöhnung ein. Die Routine schlug zu. Durchhaltevermögen hatte Katrin schon in den ersten Wochen ihres Lebens bewiesen.

Dass es ein elementarer Fehler war, sich ihrer Schwester in dieser schwierigen beruflichen Phase nicht anvertraut zu haben, wurde Katrin erst später bewusst, zu einem Zeitpunkt, als es nicht mehr möglich war. Die Selbstvorwürfe über ihre Unfähigkeit, sich mitzuteilen, sollten sie noch Jahre beschäftigen.

Die wenige Zeit, die sie in den nächsten eineinhalb Jahren miteinander verbrachten, stand in diametralem Gegensatz zu ihrem bisherigen Leben. Bisher waren sie eins gewesen; jeder Blick, jede Geste hatte eine Spiegelung der eigenen Regungen und Empfindungen ausgedrückt. Jetzt lebten sie in einer Art und Weise, die für sie immer undenkbar gewesen war. Vollkommen fokussiert auf sich selbst, ausschließlich konzentriert auf den Job. Darüber verloren sie die gewohnte emotional bedeutsame Nähe.

Ihre Eltern jedoch waren stolz auf ihre Töchter und bestärkten beide in dem Streben, vorwärtszukommen – mit dem profanen Hinweis: »Auch Zwillinge müssen lernen, ihren eigenen Weg zu gehen!«

*

Jan und Lars begannen, sich große Sorgen zu machen. Sie beobachteten die zunehmende Entfremdung der Schwestern. Es war für sie nicht wirklich nachvollziehbar, geschweige denn erklärbar, was vor sich ging.

Die Atmosphäre im gemeinsamen Domizil näherte sich immer mehr dem Gefrierpunkt. »Ich muss noch etwas für den Job machen« oder: »Ich bin völlig am Ende« waren das, was sie vor allem von Katrin, aber auch von Eveline zu hören bekamen. Alles drehte sich nur noch um den Beruf.

Urlaub hatten sie seit zwei Jahren nicht mehr gemacht. Keine ging mehr schwimmen. Es war, als wären sie vom Teufel der Leistungserbringung besessen. Keine machte sich tiefere Gedanken über die ununterbrochene Betriebsamkeit, denn der Teufel hatte eine zweite Seite, die hieß: Erfolg! Beide wurden von ihren Chefs gefördert, und sie entwickelten sich entsprechend. Katrin wurde sogar die Partnerschaft in der Unternehmensberatung in Aussicht gestellt. Es war wie eine Maschine: Leistung, Erfolg, Bestätigung. Keine stieg aus.

Männlich und problemlösungsorientiert, fassten Jan und Lars einen Plan.

Sie wollten die Schwestern aus ihrem Hamsterrad befreien. Ihre Idee war gut. Sie waren jung, 29 Jahre alt, und noch voller Zuversicht und Illusionen. Lars legte immer darauf Wert, dass er es war, der sage und schreibe 31 Minuten jünger war, verursacht durch sein etwas längeres Verharren im Mutterleib. Das führte er als Begründung an für seine Kreativität, die sich jetzt auch in der Idee bewähren sollte, die Schwestern zu beeinflussen.

Der Plan brauchte Geld. Nicht übermäßig viel, aber Geld. Die ersten Berufsjahre nach dem Studium hatten sie einiges in die Wohnung investiert und sich sportliche Fahrzeuge angeschafft. Diese Fahrzeuge gaben den Ausschlag.

Beide hatten sie bemerkt, dass sowohl Katrin wie auch Eveline – wie sollte es auch anders sein – bei den früheren Ausflügen nach Rügen nicht nur einmal den Motorradfahrern sehnsüchtig hinterhergeschaut hatten. Ihr Plan reifte, also überraschten sie die Zwillingsschwestern eines Samstags mit zwei neuen Motorrädern: einer roten und einer weißen Dukati. Jan und Lars wollten etwas Exquisites und hatten sich ins Zeug gelegt. Schließlich ging es darum, die beiden Schwestern davon zu überzeugen, auch mal etwas anderes zu tun, als zu arbeiten.

Die Überraschung war mehr als perfekt. Nach dem gemeinsamen Frühstück – was zwischenzeitlich auch selten geworden war – präsentierten die beiden Männer ihre Errungenschaften. Da standen die beiden italienischen Exemplare: glänzend, rassig und kraftvoll.

Katrin war begeistert, Eveline beeindruckt. Der Rest des Tages ging drauf, um Helme und Schutzkleidung zu kaufen. Keine von beiden dachte an die Arbeit, und Jan und Lars glaubten sich schon auf der Siegerstraße. Am Sonntag sollte es dann in den Taunus gehen, für eine erste Spritztour.

*

Es war ein wunderbarer sonniger Tag. Sie genossen ihn. Es war wie in den Zeiten, als Katrin noch nicht als stets getriebene Unternehmensberaterin aktiv war und sich die beiden Schwestern noch nicht voneinander entfremdet hatten. Jan und Lars waren von dem Gedanken beflügelt, eine Trendwende eingeläutet zu haben.

Auf der Rückfahrt zog ein Gewitter auf. Es näherte sich mit angsteinflößender Geschwindigkeit. Lars und Eveline fuhren voraus. Sie saßen auf der roten Dukati. Erste Windböen zerrten nur ein wenig an den Motorrädern. Katrin wollte unbedingt nach Hause. Eine Präsentation bei einer fusionierten Versicherung stand für Montagnachmittag auf dem Programm. Der gemeinsame Tag hatte sie beschwingt, und keiner wollte wahrhaben, dass das Gewitter darauf keine Rücksicht nahm. Dann setzte ein unbarmherziger Regen ein und flutete innerhalb kürzester Zeit die Fahrbahn. Sämtliche Motorradfahrer suchten sich einen Unterstand. Die Zwillingspaare fuhren weiter.

In einer Linkskurve geschah es. Lars konnte die Maschine in der Wasserflut nicht mehr halten und stürzte. Beide schlitterten über den nassen Asphalt. Mehr wäre vermutlich nicht passiert – gemäß den späteren Rekonstruktionen der Polizei –, wenn Eveline nicht so unglücklich an den Leitplankenpfosten geprallt wäre. Katrin und Jan auf der weißen Dukati hielten an.

Die erste Versorgung vor Ort erfolgte professionell. Die beiden Verunglückten wurden ins Krankenhaus gebracht. Lars war weitgehend unverletzt. Eveline hatte mehrere starke Prellungen und einen komplizierten Armbruch und sollte zur weiteren Beobachtung noch ein paar Tage in der

Klinik bleiben. Katrin blieb die Nacht über bei ihr im Krankenhaus. Am nächsten Morgen gaben die Ärzte Entwarnung. Alles schien im Lot, und Katrin entschied sich, die nachmittägliche Präsentation beim Vorstand zu halten. Pflichtbewusst und perfektionistisch, wie sie war.

Eveline starb, als ihre Schwester Katrin vor dem Vorstand ihre auf Hochglanz polierten Zahlen präsentierte. An einer inneren Blutung.

Unvorhersehbar, auch untypisch, wie die Mediziner versicherten. Sie hatten alles untersucht. Erst die nochmalige Auswertung der Computertomographie zeigte, dass ein Blutgerinnsel im Gehirn falsch interpretiert worden war.

Professor Sternhauser wäre dieser Fehler vermutlich nicht unterlaufen. Er war zum Zeitpunkt, als Eveline starb, auf dem Weg zu ihr.

Katrin war die nächsten drei Monate nicht ansprechbar. Keiner erreichte sie. Keiner drang zu ihr durch. Der Schmerz bestimmte sie, durchbohrte sie und ließ sie nicht mehr los.

Sie ging nicht zur Beerdigung. Ihr Arzt schrieb sie mehrfach krank und empfahl ihr ein Antidepressivum.

Jan und Lars zogen sich für lange Zeit nach Rügen zurück und suchten in ihrem Schmerz Schutz und Trost bei ihren Eltern.

Dann kam Katrins Geburtstag. Sie schloss sich ein und hörte über Stunden die Musik, die Lieder, die sie beide so geliebt hatten. Endlos. Gleichförmig kreiste in einer Schleife ausschließlich ein Gedanke durch ihren Kopf: »Warum habe ich, getrieben von Eifersucht, diesen Job in der Unternehmensberatung angenommen? Warum? Warum? Warum? Seit diesem Zeitpunkt war alles anders geworden.« Die Selbstvorwürfe gipfelten in der immer wiederkehrenden Frage:»Was hat mich dazu getrieben, Eveline allein in der Klinik zurückzulassen?«

Drei Wochen später ging sie wieder in die Firma. Sie tat so, als hätte sie das Geschehene verarbeitet. Sie wollte stark sein, so stark wie zu Beginn ihres Lebens.

Bis sie auf der Autobahn – auf dem Weg zu ihren Eltern – von sich selbst überwältigt wurde. Die Linkskurve hatte sie flashartig an den Tod ihrer Zwillingsschwester erinnert.

* * *

Die steigenden psychischen Anforderungen in der Arbeitswelt von heute lassen sich im Wesentlichen auf folgende Faktoren zurückführen: Mehr und mehr geistige und interaktive Tätigkeiten sind in einem Umfeld zu erbringen, das zu jeder Zeit und an jedem beliebigen Ort ein Höchstmaß an Präsenz, Schnelligkeit und Leistung voraussetzt. Ausreichend Entspannungsphasen werden nicht einkalkuliert.

Der Mensch begreift sich selbst zu oft – getrieben von den Ideen aus dem Industriezeitalter – als»perfekte Maschine«. Das»Funktionieren«steht an erster Stel-

*le. Die »Wartung« ist nur etwas für Schwächlinge. Faul-
sein und Müßiggang gelten als verwerflich. Schöpferi-
sche Pausen sind im Alltag nicht vorgesehen. Die
Effizienz und das Nützlichkeitsdenken dominieren.
Eine chronische Überforderung ist häufig die Konsequenz, ersichtlich an der stetig zunehmenden Anzahl
psychischer Erkrankungen. Depressionen und Burn-
out (der sozial verträglichere Begriff) rangieren in den
Statistiken ganz oben.*

*Auch zahlreiche junge Menschen sind betroffen von
dem eigenen überhöhten, perfektionistischen Leistungsanspruch, aber auch vom mangelnden Abgren-
zungsvermögen gegenüber einer Welt, die rund um die
Uhr aktiv und durch die permanente Beschleunigung
aller Lebensbereiche gekennzeichnet ist. Eine Art kol-
lektives Hamsterrad, getrieben vom globalen Beschleu-
nigungs-Totalitarismus, sorgt dafür, dass wir Ängste
entwickeln, aus dem System rauszufallen. Der Alltag
vieler Menschen ist gekennzeichnet durch kontinuierli-
chen Erfolgsdruck, vom Kindergarten über die Schule
in den Beruf, und von dort mit einer nahezu besin-
nungslosen Betriebsamkeit in die totale Erschöpfung.*

*Burn-out wird von den Betroffenen als absoluter Ent-
fremdungszustand erlebt. Man hat seinen Job, seine Beziehung, den Vertrag im Tennisclub oder Fitnesscenter,
aber es sagt einem nichts mehr. Alles wird einem gleich-
gültig. Die Welt scheint zu verstummen. Der Rückzug
ins Innere ist dabei ein Wunsch des Unbewussten nach
Ruhe, Frieden und Erholung.*

Zum intensiven Reflektieren und In-Frage-Stellen kommen viele leider erst, wenn ein kritisches Lebensereignis (ein Fastunfall, ein tatsächlicher Unfall oder ein Todesfall) sie wachrüttelt.

EVA

Das Humane ist uns nicht gegeben,
sondern es ist uns aufgegeben.

Reinhard Tausch, Psychologe
und Gesprächspsychotherapeut (1921–2013)

E s begann mit einem Film. Schon während der Vorstellung wurde ihr zunehmend bewusst, dass sie anders war. Anders vermutlich als die meisten der Zuschauer – überwiegend Männer –, die mit ihr zusammen in der Spätvorstellung dieses Filmtheaters im bayerischen Voralpenland saßen.

An der Kinokasse hatte sie ihren Personalausweis vorlegen müssen. Eva war damals gerade 18 Jahre alt geworden. Sie wirkte jünger, ihr feines rotbraunes Haar betonte ihre mädchenhaften Gesichtszüge. Ihre Augen waren grau und immer ein wenig verträumt. Die sehr weiblichen Rundungen standen im Kontrast zu ihrer Größe und dem ansonsten zierlichen Körperbau.

Die Kassiererin – eine ältere Dame, die schon seit ewigen Zeiten in diesem Kino arbeitete und vermutlich viele der knapp 40 000 Einwohner dieser Stadt kannte – musterte Eva kritisch über den Rand ihrer silberfarbenen Brille. Dann schob sie, mit leicht verächtlichem Zug um die

Mundwinkel, die Eintrittskarte unter der Glasscheibe durch.

Mehrere Personen besuchten an diesem Abend allein diese Vorstellung, aber nur ganz wenige Frauen kamen ohne Begleitung.

*

Der Film war ein Skandalfilm par excellence, von den einen als erotisches Meisterwerk hochgejubelt, von den anderen als geschmackloser Pornofilm verteufelt.

Die katholische Kirche setzte diesen Film auf ihre Zensurliste und riet eindringlich von einem Kinobesuch ab.

Es handelte sich um ein französisches Werk. »La Bête« war zu jener Zeit in aller Munde. Infolge dieses Films wurde heftig diskutiert und eines der tabuisiertesten Themen der Gesellschaft, nämlich die sexuelle Handlung mit Tieren, bekam einen Raum, wie es bis zu diesem Zeitpunkt nicht vorstellbar gewesen war.

Obwohl im Film die Grenzen zwischen Realität und Traum verschwammen, waren die sexuellen Aktivitäten zwischen der Hauptfigur Lucy und dem wilden Tier aus dem Wald so eindeutig in Szene gesetzt, dass kein Zweifel darüber bestand: Lucy vollzog mit dem Tier den Geschlechtsakt und empfand dabei sogar Lust. Leinwandfüllende Ejakulationsszenen transportierten den animalischen, exzessiven, nahezu grenzenlosen sexuellen Trieb und schleuderten Angst, Begierde und Abscheu gleichermaßen ins Publikum.

*

Eva spürte die Erregung mit jeder Faser ihres Körpers. Sie saß im Kinosaal weit hinten auf dem Balkon. Die meisten Zuschauer hatte sie vor sich. Nur schwer widerstand sie dem Drang, die Hand zwischen ihre Schenkel zu schieben. Sie konnte kaum glauben, was mit ihr geschah. Sie war erregt wie noch nie. Das konnte doch gar nicht sein. Ging es etwa allen so?

Nach Beendigung der Vorführung verließen einige Zuschauer mit verschämt gesenktem Blick den Kinosaal. Viele schimpften über die Abartigkeit des Gesehenen oder machten sich darüber lustig, weil sie nicht wahrhaben wollten, womit sie der Film konfrontiert hatte.

Noch im Auto konnte sie sich nicht mehr zurückhalten. Die Bilder wurden wieder lebendig, und Eva befriedigte sich selbst.

Am nächsten Tag schaute sie sich den Film noch einmal an, und noch einmal und noch einmal, solange der Film in den Kinos gezeigt wurde. Um nicht aufzufallen, fuhr sie auch in andere Kinos der Umgebung. Einmal sogar bis in die über 60 Kilometer entfernte Großstadt. Hier genoss sie die Anonymität. Der Ablauf war immer identisch. Nach dem Film masturbierte sie, meist im Auto, spätestens zu Hause.

Die Bilder verankerten sich tief in ihrem Gedächtnis, und erst sehr viele Jahre später wurde ihr klar, dass sie auf bereits fruchtbaren Boden gefallen sein mussten.

*

Schon als Kind fühlte sich Eva stark zu Tieren hingezogen. Sie war das jüngste Kind in der Familie, eine nicht unerwünschte Nachzüglerin.

Nachdem ihre beiden Brüder ausgezogen waren, bekam sie von ihren Eltern – Eva war damals fünf – zwei junge Katzen geschenkt. Sie streichelte diese mit einer Intensität, wie es Kinder in diesem Alter häufig und gern tun. Allerdings tat sie dies auch im Genitalbereich der Tiere, trotz der mehrfachen Aufforderung ihrer Eltern, diesen Bereich zu meiden.

Wenn Eva mit den Katzen – ein weibliches und ein männliches Tier – allein war, tat sie es wieder. Den Tieren war es nicht immer unangenehm. Einmal reagierte der Kater mit einer Erektion, was Eva überraschte. Einordnen konnte sie es nicht.

Auch später im Biologieunterricht zeigte sie ein reges Interesse, als es thematisch um das Paarungsverhalten der Tiere ging. Verwundert war darüber niemand. Damals – als Folge der 1968er Jahre – begrüßten viele die zunehmende Aufgeschlossenheit gegenüber dem Thema Sexualität, die sogar in den Schulen der Provinz Einzug gehalten hatte.

Insgesamt war Eva ein Musterkind. Ihre Hausaufgaben erledigte sie zuverlässig. Gern blieb sie mit den Katzen allein zu Hause. Die Eltern genossen die Selbständigkeit und Ausgeglichenheit ihrer Tochter. Ihre Mutter klärte sie noch vor der Pubertät auf und dachte, damit hätte sie alles Notwendige getan.

Eva hatte zwei gute Freundinnen. Als die Mädchen 16 waren, entschlossen sie sich, an einem Tanzkurs teilzunehmen, mit dem Ziel, Jungs kennenzulernen. Sie besuchten alle eine christlich orientierte Mädchenschule, an der noch Nonnen unterrichteten. Der unmittelbare Bezug zu Männern war im Alltag eher weniger gegeben.

Beide Freundinnen, Gabi und Andrea, erreichten ihr Vorhaben spielerisch. Sie lernten zwei 17-jährige Jungen kennen, mit denen sie auch ihre ersten sexuellen Erfahrungen machten. Stark beflügelt, animierten die beiden ihre Freundin Eva, sich auch an die Jungs ranzumachen.

So kam es, dass Eva mit knapp 17 Jahren zum ersten Mal mit einem Mann schlief. Verliebt hatte sie sich nicht, aber er war ihr Tanzpartner, und sie ließ sich verführen, vor allem um mit Gabi und Andrea auf gleichem Erfahrungsstand zu sein.

Jochen ging sehr behutsam mit ihr um. Er war nicht ganz unerfahren, jedoch außerordentlich vorsichtig.

Eva empfand nichts. Der sexuelle Akt mit Jochen erregte sie ganz und gar nicht. Sie ließ es geschehen, ohne dabei Lust zu empfinden. Jochen hatte sogar Kerzen aufgestellt. Die Wände seines mit Rockstarpostern beklebten Zimmers wurden in ein mildes Licht getaucht.

Am Tag nach dem Abschlussball der Tanzschule versuchte Jochen erneut, Eva zu bewegen, mit ihm zu schlafen. Sie ließ sich wieder darauf ein, erfüllt von der Hoffnung, beim zweiten Mal mehr zu empfinden.

Auch dieses Mal fühlte sie nichts, zumindest keine Erregung. Sie fragte sich, ob das normal sei. Mit ihrer Mutter wollte sie nicht darüber sprechen, und ihre Freundinnen schienen ja Spaß zu haben.

Daraufhin ließ sie die unbefriedigende Sache mit Jochen auslaufen und konzentrierte sich voll und ganz auf ihre Abiturvorbereitung.

Kurz vor ihrem 18. Geburtstag bekam sie von ihrem Vater einen neuen VW Golf geschenkt. Weil sie immer so unkompliziert, vernünftig und brav sei, waren die begleitenden Worte, mit welchen er ihr den Schlüssel in die Hand drückte. Dabei küsste er sie lächelnd auf die Wange. Ein schönes Bild, von ihrer Mutter mit einer Polaroidkamera festgehalten.

Später, als Eva realisierte, was alles in ihr schlummerte, nahm sie häufig dieses Bild zur Hand. Es demonstrierte Normalität: Vater und Tochter lächelnd vor einem Auto. Im Hintergrund die Alpen.

Dieses idyllische Foto wurde oft ihre Zuflucht, wenn sie wieder das Begehren spürte, das sie eigentlich nicht haben durfte.

*

Nach dem Abitur reiste sie mit ihren beiden Freundinnen im Auto nach Griechenland. Zeit war genug, und sie wollten – nach der langen Schinderei für die Prüfungen – das Leben auskosten.

Es war eine lange, wundervolle Anfahrt, etwas beschwerlich über die damals jugoslawischen Straßen entlang der Küste mit unzähligen Buchten und kleinen Dörfern. Sie waren beseelt vom Autofahren, wechselten sich am Steuer ab und betrachteten den Weg als Ziel. Ihre dauergewellten Haare wehten im Fahrtwind, während das Kassettendeck zigfach ihre Lieblingslieder wiedergab.

Es war warm, es war Sommer, sie hatten das Abitur in der Tasche, und sie waren jung.

Nur vereinzelt dachte Eva an den Film, den sie nach der Prüfung und vor dem Aufbruch nach Griechenland so oft gesehen und der diese immense und doch scheinbar verbotene Erregung in ihr ausgelöst hatte.

Abends im Zelt, während Gabi und Andrea kichernd ihre sexuellen Erlebnisse austauschten, hielt sich Eva sehr zurück. Was sollte sie dazu beitragen? Wie würden ihre Freundinnen reagieren, wenn sie sagen würde, was sie erlebt hatte?

In Griechenland waren sie von der Gastfreundschaft der Menschen fasziniert. Der Tourismus steckte noch in den Kinderschuhen, alles wirkte idyllisch, gemütlich und unverbraucht. Das Meerwasser war glasklar. Die drei jungen Frauen wurden bestaunt und hatten ständig alle Hände voll zu tun, um Verehrer abzuwehren.

Eva wurde sehr nachdenklich, als sie auf antiken Vasen Geschöpfe mit übergroßen Phalli abgebildet fand, aber auch Menschen, die mit Tieren unterschiedlichster Art geschlechtlich verkehrten. Hatten die alten Griechen Ähnliches empfunden wie sie? War sie gar nicht so unnormal? Oder waren es nur Darstellungen, die der Phantasiewelt der Künstler entsprungen waren?

Die dargestellten Szenen beruhigten sie, regten aber gleichzeitig ihre Phantasie an. Tagsüber unterdrückt, schlug diese nachts umso stärker zu. Sie träumte mehrfach von diesen Figuren, erwachte extrem erregt und konnte nicht anders, als sich körperliche Erleichterung zu verschaffen.

Viele antike Stätten standen auf ihrem Besichtigungsprogramm: die Ruinen und Museen von Delphi, Olympia, aber auch von Athen mit der Akropolis. Sie zeigten ihnen eindrucksvoll das, worüber sie im Geschichtsunterricht nur gelangweilt geschmunzelt hatten.

Nach über drei Monaten kehrten sie zurück. Ihre Eltern waren froh, die Mädchen wohlbehalten wiederzusehen, da sie als einziges Lebenszeichen lediglich eine einzige Postkarte geschrieben hatten.

Eva war – trotz aller Erholung – irritiert. Sie konnte nicht verstehen, was mit ihr los war. Die Erfahrungen in Griechenland warfen neue Fragen auf. Ihre Gedanken fingen an zu kreisen. Sie fand keine Erklärung für ihre Empfindungen und hoffte, dass sich alles normalisieren würde. Vielleicht war es ja nur eine Phase. Dennoch ließen sie die Bilder nicht los.

Um sich zu beruhigen, nahm sie sich vor, sich Informationen zu beschaffen. Immerhin, so ihre damalige Strategie, war sie ja angehende Akademikerin. Während des Studiums wollte sie sich schlau machen. Das war ihr Plan.

*

Im Herbst begann sie das Studium der Kunstgeschichte.

In diesem Fach gab es nur wenige männliche Kommilitonen. Einer jedoch fiel besonders auf: Ibra, ein Jamaikaner. Das lag primär an seiner dunklen Hautfarbe, aber auch an seiner freundlichen, immer interessierten Art. Ibra trug mit Vorliebe sehr bunte Klamotten. Seine Haare – ein

110

auffallender Lockenkopf mit einem Rastazopf auf der linken Kopfseite – wippten beim Gehen auf und ab. Er war beliebt, und die Studentinnen suchten seine Nähe. Außerdem hatte er immer einen Walkman dabei. Es gehörte zum Tagesritual dieses Studentenjahrgangs, Ibra zu fragen, welche Musik er heute höre. Natürlich mit der Absicht, dass er einem den Kopfhörer aufsetzte und ihn mithören ließ.

Ibra hatte ein Auge auf Eva geworfen. Seine dunkle Aura und das Unbekannte regten ihre Neugier an. Als sie mit ihm schlief, hoffte sie, es würde reichen, sie zu erregen. Das tat es auch, aber nur, weil Ibras dunkles Geschlechtsteil die Bilder aus dem Film reaktivierte. Was war mit ihr los?

*

Kurz vor Ende des Studiums kaufte sie sich einen Hund. Sie ahnte, dass das eine riskante Sache war.

Mittlerweile hatte sie genug Informationen gesammelt. Aufgrund ihres Studienfachs war es nicht sonderlich schwierig gewesen, an die entsprechende Literatur in der Staatsbibliothek heranzukommen.

Sie hatte von Sodomie gelesen und der Zuneigung zu Tieren. Ihr war klargeworden, dass sie sich mit ihrem Verhalten und ihrer offensichtlichen Vorliebe in einem Grenzbereich befand. Sie hatte keine Erklärung gefunden, woher diese Form der sexuellen Fixierung kam, wusste jedoch, dass sie gesellschaftlich geächtet war. Was in der Kulturgeschichte des Menschen nicht immer so gewesen war, wie ihr die zahlreichen Bilder aus der Antike zeigten.

Zunehmend stellte sie in Frage, ob sie zu einem klassisch normalen Leben mit Ehemann und Familie in der Lage sein würde.

Eva zählte nicht mehr, wie oft sie das Polaroidfoto schon in der Hand gehalten hatte, sentimental, niedergeschlagen und ratlos.

*

Eines Abends, sie kraulte liebevoll ihrem Rüden den Bauch, wollte sie es wissen. Sie zog sich aus und spreizte ihre Beine. Dann schob sie behutsam die Schnauze des Hundes an ihren Intimbereich. Der Hund schnüffelte und begann zu lecken. Er schien Gefallen daran zu finden.

In Evas Kopf drehten sich die Bilder. Ihr Hund schleckte weiter. Der Gedanke, er könne zubeißen, erregte sie besonders. Gleichwohl hatte sie Macht über dieses Tier. Er tat das, was sie wollte. Als sie kam, musste sie einen lustvollen Schrei unterdrücken. Sie wollte ihren Hund nicht verschrecken.

Danach schämte sie sich.

Was war geschehen? Sie hatte eine Grenze überschritten. Bisher waren es nur Phantasiegebilde in ihrem Kopf gewesen. Jetzt hatte sie sich tatsächlich von einem Tier befriedigen lassen.

*

Nach Beendigung des Studiums zog sie aufs Land. Sie trat eine Stelle als Kunsthistorikerin in einem staatlichen Naturkundemuseum an.

Die Tätigkeit machte ihr Freude, entscheidend war jedoch das Zusammensein mit ihren Tieren. Mittlerweile besaß sie drei Hunde und ein Pferd. Eva ritt häufig aus. Die Hunde folgten ihr.

Ab und zu, wenn die Tage heiß waren und sie nach einem Bad im See nackt am Ufer lag, konnte sie nicht widerstehen, einen der Hunde an ihren Intimbereich zu lassen.

Ihre Vermieter – ein älteres, fürsorgliches Bauernehepaar – wunderten sich, weshalb Eva nie Männerbesuch empfing. Da sie jedoch freiwillig bei der Stallarbeit mithalf, verzichteten sie auf neugierige Fragen und ließen sie in Ruhe. Sie hatten eine solide Mieterin, die den Mietzins für ihre Einliegerwohnung und den Stallanteil immer pünktlich beglich. Das genügte ihnen.

Einmal allerdings wurden sie etwas misstrauisch, als ein befreundeter Förster erzählte, er habe Eva nackt am See liegen gesehen. Das war in dieser konservativen Gegend anstößig und nahezu ein Delikt. Die Bauern entschuldigten es mit dem absonderlichen Beruf Evas, den sie nicht wirklich einordnen konnten. Wenn man mit Geschichte und Kunstkram zu tun hat, so ihre Überzeugung, muss man selbst auch komisch sein. Dabei blieb es dann. Eva war für sie die exzentrische Kunsthistorikerin.

Ihre Freundinnen Gabi und Andrea sah sie häufig; der Kontakt war nicht abgebrochen, obwohl beide verheiratet waren und Kinder hatten. Jedes Treffen endete für Eva mit einer depressiven Verstimmung. So normal wie ihre Freundinnen würde sie nie sein.

Am darauffolgenden Tag genoss sie die Nähe der Tiere, liebkosend nahm sie deren Geruch in sich auf. Es schien ihr Schicksal zu sein, allein durchs Leben schreiten zu müssen, ohne menschlichen Gefährten. Die Tiere hatte sie ja. Hoffnungsvoll setzte sie auf die Zeit und das Alter. Würden ihre tierischen Begierden nachlassen?

*

Ende der 1990er Jahre erweiterte das Internet den Blick auf die Welt. Eva reiste gern und nutzte dieses Medium, um ihre Fernreisen zu organisieren. Sie surfte und stöberte, um günstig an Flüge und Hotels zu kommen.

Sie war 46 Jahre alt, als ihr ein gut recherchierter Artikel über die Menschenaffen auf Borneo ins Auge stach. Es war ein Bericht über das Elend dieser gequälten und vom Aussterben bedrohten Kreaturen – vorwiegend Orang-Utans. Die Einschränkung des Lebensraumes durch das massive Abholzen des Regenwaldes, aber auch das grundlose Halten in Käfigen dieser dem Menschen so ähnlichen Tiere erzeugten bei Eva große Betroffenheit. Im weiteren Verlauf des Artikels wurde jedoch auch thematisiert, dass diese Lebewesen in Bordellen eingesetzt wurden, darauf abgerichtet, Menschen zu befriedigen, männliche wie weibliche.

Als sich Eva dieses Szenario vorstellte, war sie einerseits erregt, andererseits tief schockiert. Der Gedanke, nach

Borneo zu fliegen, ergriff Besitz von ihr. Intuitiv ahnte sie, dass ein konkreter Schritt in diese Richtung ihr bisheriges Leben zerstören würde.

Eva flog zunächst nicht. In den folgenden Wochen suchte sie weiter nach Informationen zu diesem Thema. Sie hoffte, der Bericht möge übertrieben haben. Er hatte es nicht. Die Informationen waren eindeutig richtig.

*

Erst am Flughafen kehrte sie um.

Als sie all die Touristen mit ihren bunten Rucksäcken betrachtete und deren Reiseanliegen mit ihrem eigenen verglich, wurde ihr schlagartig bewusst, dass sie Hilfe brauchte.

Auf dem Weg nach Hause zerriss sie unter Tränen ihr Flugticket.

*

Eva erzählte mir ihre Geschichte sehr vorsichtig. Schritt für Schritt, wie auf dünnem Eis, wagte sie sich vor. Behutsam offenbarte sie mir nach und nach auch die intimeren Details, stets mit der Befürchtung, ich würde sie verurteilen.

Ich hatte von solchen Fällen gehört, war jedoch am Anfang sehr skeptisch, ob das, was mir Eva mitteilte, sich real ereignet hatte oder ob es nicht allein die Wiedergabe von obskuren und ausufernden sexuellen Phantasien war.

Darüber sprechen zu können, erleichterte Eva hochgradig. Ihre über Jahre hinweg unterdrückten intrapsychischen Konflikte wie auch die Scham, die sie plagte, entluden sich – nach den ersten vorsichtigen Sitzungen – unter Tränen. Ich erlebte einen psychischen Dammbruch.

Mehrfach fragte sie mich nach meiner Schweigepflicht. Immer wieder wollte sie von mir hören, ob sie abartig sei.

Hinter ihren Fragen verbarg sich eine für mich nachvollziehbare tiefe Angst, dem Strudel, der sie erfasst hatte, nicht entkommen zu können.

Sie wusste nicht mehr weiter.

Ihre seltsame sexuelle Orientierung konnte doch nicht ihr ganzes Leben bestimmen. War es ihre eigene Schuld? Hätte sie nie diesen Film anschauen dürfen? Warum war sie denn so fixiert auf Tiere?

Eine riesige Welle von Selbstzweifeln, aber auch starken Selbstvorwürfen brach über sie herein. Mehr als einmal befürchtete ich, dass sie daran zerbrechen würde.

Nachdem sie Vertrauen zu mir gefasst hatte, schloss ich mit ihr eine Vereinbarung: niemals nach Borneo!

Der Versuch, Eva in ein normaleres Leben zurückzuführen, machte auch vor der Frage nach einer zwischenmenschlichen Paarbeziehung nicht halt. Zunächst wehrte sie jegliche Überlegung in diese Richtung ab. Dennoch beschäftigte sie diese Frage sehr. Der in uns allen angelegte Wunsch nach Zugehörigkeit, nach Nähe zu einer vertrauten Person, konnte von ihr nicht länger ausgeblendet werden.

Nach eineinhalb Jahren war sie innerlich so weit. Eva meldete sich auf einem Partnerschaftsportal an. Es war keiner der bekannten Anbieter, sondern eine eher alternativ orientierte Plattform mit den Schwerpunkten Naturverbundenheit und Tierliebe.

Sie lernte jemanden kennen. Einen nicht unbekannten Künstler, der abstrakte Bilder malte und überdimensionale Holzskulpturen anfertigte – vorwiegend Tiere mit betont hervorgehobenen Geschlechtsteilen.

Alex lebte nicht weit von ihr entfernt. In der Region wurde er teils bewundert, teils aber auch gemieden. Nicht alle verstanden seine Kunst. Eva glaubte, sie zu verstehen. Alex hatte vier riesige Windhunde und ein Pferd. Seine Bilder und Objekte verkauften sich gut, was es ihm ermöglicht hatte, sich ein eigenes, altes Bauernhaus mit Atelier und Ställen anzuschaffen. Im Ausland – vorwiegend von den Japanern – wurden horrende Preise für seine ungewöhnlichen Kunstwerke bezahlt.

Eva teilte mir – mit gesenktem Blick, jedoch leicht lächelnd – in einer der letzten Sitzungen mit, dass Alex auch eine ganz besondere Beziehung zu seinen Tieren hat. Nicht nur das Interesse für die Kunst würde sie einen.

Als sie auf diesem Bauernhof mit all ihren Tieren zusammenzogen, war ich ein wenig beruhigt. Immerhin: kein Borneo!

Den Rest – sprich das detaillierte Leben von Alex und Eva mit den Tieren – verbat ich meiner Phantasie.

* * *

Zoophilie bezeichnet das sexuelle Hingezogensein zu Tieren und ist nach den gängigen diagnostischen Handbüchern als gestörte Sexualpräferenz zu bezeichnen. Umgangssprachlich ist im deutschen Sprachraum auch der Begriff Sodomie gebräuchlich.

Eine gängige Definition lautet: Zoophilie beschreibt eine emotionale Bindung zu einem Tier, die zu einer Bevorzugung des Tieres als Lebensgefährte und/oder Sexualpartner führt (Miletski und Beetz).

Schon Höhlenmalereien aus der Bronzezeit stellen sexuelle Kontakte zwischen Mensch und Tier dar. Auch aus der Antike sind explizite Berichte überliefert. Im alten Rom soll es Tierbordelle gegeben haben.

In Deutschland ist es – laut eines sehr neuen Gesetzes aus dem Jahr 2013 – grundsätzlich verboten,»ein Tier für eigene sexuelle Handlungen zu nutzen oder für sexuelle Handlungen Dritter abzurichten oder zur Verfügung zu stellen und dadurch zu artwidrigem Verhalten zu zwingen«, und wird gemäß Tierschutzgesetz als Ordnungswidrigkeit verfolgt.

Auch in der Schweiz und in Österreich sind sexuell motivierte Handlungen mit Tieren strafbar.
Aus sittlichen Gründen werden im westlichen Kulturkreis die sexuellen Verhältnisse zu Tieren tabuisiert.

In den letzten Jahren ist die Zoophilie ein Feld intensiver Untersuchungen geworden, jedoch ohne solide Erklärungsansätze über die grundlegenden Ursachen aufzuzeigen. Auch Angaben über die Anzahl tatsächlich Betroffener variieren stark und können aufgrund der hohen Dunkelziffer nicht als zuverlässig gelten.

Manche Betroffene leiden stark darunter, da es auch um Fragen von moralischer Relevanz geht. Es gibt aber auch Menschen, die sexuelle Kontakte zwischen Mensch und Tier für akzeptabel halten, solange sie gegenseitig zufriedenstellend ausfallen.

MAROKKANISCHE TRÄUME

Das Meer hat Grenzen, doch tiefer Wunsch hat keine.

William Shakespeare (1564–1616)

Das Haus stand auf einer Anhöhe. Es war ein ganz besonderes Haus. Das lag daran, dass es eigentlich nicht in diese Gegend passte.

Ein lichtes Schwedenhaus, aus Holz und weiß gestrichen mit großen blauen Fensterläden, mitten im oberbayerischen Fünf-Seen-Land. Wenn man sich auf der Holzdielenterrasse leicht streckte, war es sogar möglich, einen Blick auf den Wörthsee zu erhaschen.

Es gab keinen Zaun. Genau so hatten sie es sich vorgestellt. Der weiße Lattenzaun sollte erst folgen, wenn – so neckten sie einander in den noch euphorischen früheren Zeiten oft – die Zeit dafür reif sei.

Sie waren beide beruflich gut etabliert, er im Management einer Firma, die weltweit Verstärker für Mobilfunkantennen herstellte, sie als Chefsekretärin eines Vorstandes der Pharmaindustrie.

Von den Nachbarn wurden sie oft ein wenig neidisch als Traumpaar bezeichnet. Der einzige Fehler, der an ihnen auszumachen war, betraf die offensichtliche Geschmacksverirrung hinsichtlich ihres seltsamen Hauses. Es wurde jedoch hingenommen, da sie beide zumindest aus der Gegend stammten.

Die Gehälter stimmten, das Alter auch, das Haus war zum größten Teil abbezahlt.

Alles war perfekt geplant. Was ihnen gemäß ihrer Vorstellung von einem normalen Leben noch fehlte, war ein Kind.

Sie hatten regelmäßig Sex. Die Lust aufeinander – so behaupteten sie später – war in dieser Zeit schier unstillbar.

*

Es dauerte ziemlich genau ein Jahr. Dann war sie schwanger. Noch Jahre später konnte sie akribisch genau den Tag nennen, an dem sie die Nachricht von ihrer Frauenärztin mitgeteilt bekam. Es war der 8. August 2007. Ein heißer, gewittriger Sommertag, den sie voller Enthusiasmus über die freudige Nachricht bei ihrem Lieblingsitaliener feierten.

Nun wurde das Haus vervollständigt. Beide nahmen sich eine Woche Urlaub, um das Kinderzimmer einzurichten.

Der Blick auf den See war plötzlich noch schöner, und die gemeinsamen Ausflüge mit ihrem nostalgischen Käfer-Cabrio beschrieb sie später als träumerische Postkartenidylle.

Er begann, um das Haus einen schneeweißen Lattenrostzaun zu ziehen. Die Nachbarn wunderten sich.

*

Mit tränenden Augen blickte sie ihn an. Ihre tiefen Augenringe verrieten, dass sie bereits länger geweint hatte. Sie saß vor der weißen Couch auf dem Boden. Noch nie hatte er seine Frau so zerstört gesehen. Eine Ahnung, was geschehen sein könnte, schlich sich langsam, aber unbarmherzig zielstrebig von hinten in sein Gehirn. Sie hatte das Kind verloren. Abortus. Weg. Aus. Vorbei der Traum vom Leben zu dritt.

*

In den nächsten vier Jahren hatte sie insgesamt fünf weitere Abgänge. Nie kam sie über die neunte Woche hinaus. Sie stellten sich die Schuldfrage und ließen Sperma- und Eizellenqualität untersuchen. Ohne nennenswerten Befund, lautete die einhellige Aussage der Experten. Sie dachten über eine künstliche Befruchtung nach. Mittlerweile kannten sie diverse Kinderwunschkliniken und Inseminationsmethoden. Informationsbroschüren und Beruhigungsliteratur stapelten sich auf ihren Nachttischen. In dieser Phase gab es für sie nur einen Trost: Sie waren nicht die Einzigen.

Mehrfach wurde ihnen vermittelt, es könne am Stress liegen. Sie beantragte ein Sabbatical, er nahm regelmäßig Urlaub. Entspannte Ostseeurlaube in Wellnesshotels sollten es richten.

Nichts.

Der psychische Druck stieg. Die gemeinsame Sexualität wurde mehr und mehr zum funktionsorientierten Ritus. Beide fühlten sich zunehmend unfähig und wertlos. Wenn sie Kinder sah, stellte es für sie eine Belastungsprobe dar, speziell im Freundes- und Bekanntenkreis. Die Welt erlebten sie als ungerecht. Leicht paranoid verzerrte Gedanken wie:»Es ist uns nicht vergönnt« durchfraßen die Vorstellungen zweier sonst eher rationaler und vernunftorientierter Menschen.

Ihre Freundinnen, die alle Kinder hatten, rieten ihr, sich mit dem Gedanken anzufreunden, ein Leben ohne Kinder zu führen. Sie empfand es als blanken Hohn und vermied fortan konsequent das Thema.

Die Idee, das scheinbar Unmögliche doch noch möglich zu machen, brachte sie zur künstlichen Befruchtung. Konsultierte Experten gaben sich optimistisch und sprachen von einem Routineeingriff mit relativ hoher Erfolgswahrscheinlichkeit. Sie beide erlebten den gesamten Vorgang als eine äußerst klinisch-sterile Angelegenheit. Aber sie zogen ihn durch. Er onanierte in extra dafür ausgestatteten und mit Reizmaterial versehenen Zimmern. Sein Sperma wurde aufbereitet und ihr injiziert.

Nichts.

Ihr wurden Eizellen entnommen und mit seinem aufbereiteten Sperma in vitro zusammengeführt. Endlose Stunden des Ausgeliefertseins und ein tiefes inneres Schamgefühl begleiteten ihr Dasein auf gynäkologischen Stühlen und Liegen. Die befruchtete Eizelle starb nach der Insemination ab.

Wieder nichts.

Er hielt dem enormen Druck nicht mehr stand und zog sich in seine Welt der Arbeit zurück. Plötzlich standen überraschend viele Geschäftsreisen an. Als Manager war er gefragt, beschäftigt, erfolgreich und vor allem abgelenkt. Das Smartphone half ihm, das persönliche Versagen zu vergessen.

Sie wollte nicht aufgeben. Auf der Suche nach weiteren Möglichkeiten wurde das Internet ihr ständiger Begleiter. Erfahrungsberichte über Leihmutterschaften infiltrierten ihre Gedanken mit neuen Hoffnungsfetzen. Sämtliche Optionen in dieser Richtung – das realisierte sie mit Unbehagen – konnten jedoch nur jenseits der deutschen Grenzen stattfinden. Innerlich entschied sie sich für Belgien.

Sie war 39, er 42, als sie Eizellen und Spermien technisch funktional einfrieren ließen. Danach sollte die Suche nach einer Leihmutter beginnen. So war der weitere Plan, getrieben von der Idee, den Weg zu einer normalen Familie doch noch ebnen zu können.

Wer weiß, wie es ausgegangen wäre, wenn es nach diesem von Verzweiflung angestachelten Plan gelaufen wäre.

Es kam jedoch anders. Das Schicksal wollte sich nicht in ihre Pläne einbinden lassen.

*

Eine liebgewonnene Arbeitskollegin, weil die Einzige im Umfeld ohne Kind, schaffte es, sie zu einem zehntägigen Entspannungstrip nach Marokko zu überreden. »Lässig und außerdem günstig, direkt am Atlantik, wunderbar entspannend, mit einer leichten Brise um die Ohren. Das müssen wir uns gönnen«, so die Worte der Kollegin. In ihrem über die letzten Jahre gewachsenen Gefühl, auf der negativen Seite des Lebens zu stehen, sagte sie zu.

Der Flug nach Casablanca war angenehm kurz, getragen von dem festen Vorsatz, sich für zwei Wochen nicht mit dem Kinderthema zu beschäftigen, fast schon euphorisierend. Sie bestellten mehrere Gläser Champagner. Es war Nebensaison und die Sitze im Flugzeug kinderlos. Außerdem waren die Eizellen ja abgeliefert.

Das L'Amphitrite Palace wirkte auf sie wie eine Oase des unbeschwerten Lebens. Das Personal wartete noch auf den großen sommerlichen Ansturm und war in entspannter Manier freundlich und zuvorkommend. Wohlig räkelten sich die beiden blonden Damen auf ihren Strandliegen und zogen den ein oder anderen dunkeläugigen männlichen Blick auf sich.

Aus der hintersten Windung ihres Gehirns meldete sich ganz überraschend ein zarter Gedanke, dass das Leben auch ohne Kinder schön sein könne.

Jeden Morgen ging sie schwimmen. Das Meerwasser war erfrischend, aber nicht kalt, den Schwimmbereich hatte man mit gelben Bojen abgegrenzt, und sie fühlte sich sicher. Dazu trugen auch die kontinuierlich anwesenden Beachguards bei. Vor Jahren habe es in diesem Strandabschnitt mal einen Schwimmunfall gegeben. Man solle deshalb immer im abgegrenzten Bereich bleiben. Das hatte sie der Hotelinformationsbroschüre entnommen. Einem ergänzenden Hinweis auf ab und an vorkommende Strömungen schenkte sie, da sie sich für eine geübte Schwimmerin hielt, keine besondere Aufmerksamkeit. Sie war schon immer eine Wasserratte gewesen.

Auf dem Weg ins Wasser realisierte sie die Blicke des marokkanischen Beachguards. Er winkte ihr zu und kletterte dann auf seine orange gestrichene Aussichtsplattform. Es war noch zu früh für Aktivität.

Sie schwamm mit großen ausholenden Zügen, ein Genuss, ihr zuzuschauen. Alle schweren Gedanken der letzten Wochen fielen von ihr ab, und sie sah nur noch den schimmernden Horizont.

Weder die letzte Boje noch der Pfiff des Beachguards fanden ihre Beachtung. Sie schwamm und fühlte sich leicht.

Der Strudel erfasste sie mit einer hinterhältigen Heftigkeit, die sie in keiner Weise einordnen konnte. »Das ist kein Wörthsee hier, das ist pure Meeresgewalt«, schoss es ihr durch den Kopf. Mehrfach wurde sie mit einer immensen Kraft nach unten gezogen. Panik durchströmte sie, und ein Blick zum Strand verdeutlichte ihr, wie weit sie draußen war. Erneut wurde sie von der Strömung attackiert. Als es ihr gelang, den Kopf über der Wasseroberfläche zu halten, schrie sie.

Nur wenige Augenblicke, bevor sie aufgab, umfassten sie starke Arme von hinten und zogen sie aus dem Zentrum des Strudels.

Diese verdammte Stelle kannte er, und diese unvorsichtigen Touristen auch. Genervt und nach dieser Aktion schon am Morgen erschöpft, lenkte er sie in Richtung der Bojen.

Dort angelangt, noch völlig außer Atem, schaute sie ihm zum ersten Mal in die Augen. Sie empfing einen Blick, der bis in ihr Innerstes drang. Sie erkannte darin einen tiefen Vorwurf, aber auch Bewunderung.

Sie nannte ihn ihren Retter und war fest davon überzeugt, dass ihr das Leben ein zweites Mal geschenkt worden sei.

Täglich trafen sie sich am Strand. Sie wollte ihn aus Dankbarkeit zu einem Abendessen ins Hotel einladen. Doch das Management hatte es dem Personal untersagt, mit Gästen auf dem Hotelgelände in näheren Kontakt zu treten.

Arnif sprach gut Englisch und schlug ihr vor, einen Abend im nächsten Ort, Skhirat, zu verbringen.

Sie willigte ein. Er war schließlich ihr Retter.

Der Abend verlief für sie gigantisch, ein Feuerwerk der Sinne. Sie dinierten in einer einfachen Gaststätte für Einheimische. Sie war die einzige Frau. Die Aufregung, das Neue betörten sie so geheimnisvoll und intensiv, dass sie vergaß, warum sie diese Reise angetreten hatte.

Am Ende des Abends streifte Arnif einen geflochtenen gold-schwarzen Armreif über ihr Handgelenk und murmelte nahezu unhörbar: »For your second life.«

In der Nacht nahm ein absurder Gedanke von ihr Besitz. Auf welche Seite sie auch immer sich wälzte, der Gedanke umklammerte sie, trieb sie in die Enge, erregte sie; zeitweilig ließ er sie auf der Skala der Hoffnung ganz nach oben schweben und unmittelbar danach auf der Skala des Realismus wieder gnadenlos abstürzen.

»Kann Arnif mir ein Kind machen?«, kreiste wie eine eingesperrte Fliege in ihrem Kopf.

Auf dem Heimflug sinnierte sie mantraartig vor sich hin: »Ich habe seine Handynummer, seine E-Mail-Adresse und ein Foto von meinem Retter.«

*

Ihr Mann holte sie und ihre Freundin vom Flughafen ab. Das Wiedersehen war schön, aber auch desillusionierend. Er wirkte müde und überarbeitet. Auch bei einem Glas Rotwein am Abend zeigte er nur peripheres Interesse für ihre Erlebnisse in Marokko. Über Arnif sprach sie nicht.

Der Gedanke kam wieder.

Sie recherchierte auf den Webseiten aller gängigen Fluglinien nach Flügen. Der Name Casablanca bekam für sie eine Bedeutung wie Lourdes für einen christlichen Pilger.

Nach drei Wochen rief sie ihn an. Er war nicht erreichbar, keine Mailbox offerierte seine Stimme. Sie kontaktierte das Hotel, gab sich als eine europäische Verwandte aus und erfuhr, dass die marokkanische Armee mobilgemacht habe, mit der Konsequenz, dass Arnif kurzfristig eingezogen worden sei.

Der Gedanke war immer noch da.

Zwei Monate später meldete er sich. Die Verbindung war schlecht, die Unterhaltung zum Teil bruchstückhaft, aber eine Botschaft war unmissverständlich: Arnif konnte sie auch nicht vergessen.

*

Im Frühherbst flog sie. Arnif hatte ihr mitgeteilt, dass er zwei Wochen Heimaturlaub habe. Im Hotel könnten sie sich nicht treffen, aber er wisse eine Wohnung zur Miete in einem Dorf in der Nähe. Sie müsse allerdings zahlen, da er momentan kein Geld habe. Ein kurzer Blitz der Vorsicht streifte sie, aber der Gedanke war stärker.

Er stand am Flughafen, braungebrannt, durchtrainiert, lebendig. Die Distanz fiel. Sie rannte ihm förmlich entgegen.

Dann kam die Angst. Sie wollte mit ihm schlafen, aber sie kannte ihn doch gar nicht. Was wollte er eigentlich von ihr? Er wusste doch, dass sie verheiratet war. Welches Bild hatte er wohl von europäischen Frauen? Stimmten die hässlichen Erfahrungsberichte in den Internetforen? Aber da war wieder dieser Gedanke. Eine Lösung ohne Leihmutter.

Die Wohnung, die er ausgesucht hatte, war komfortabel, mit einem Balkon zum Meer. Arnif hatte eingekauft, sogar eine Flasche Wein für sie. Er mochte es nicht, wenn Frauen Alkohol tranken. Aber er mochte europäische Frauen.

Die zehn Tage vergingen wie im Flug. Arnif stellte sie seinen Freunden vor. Das fand sie ungewöhnlich. Sie fuhren zusammen in die Wüste und schliefen in einem Zelt. Einen Ausflug nach Marrakesch hatten sie angedacht. Die Lust aufeinander hinderte sie daran. Viele Stunden verbrachten sie in der Wohnung. Sie hatten das Bett vor den Balkon geschoben. Nur ein luftiger weißer Vorhang trennte sie von draußen und der angenehm erfrischenden Brise des Meeres.

In den zehn Tagen schliefen sie 23-mal miteinander.

Der Gedanke war stets präsent.

Arnif war 36 und außerordentlich potent. Er kam aus einer alten marokkanischen Familie mit vielen Kindern. Er versuchte ihr sogar weiszumachen, königliches Blut in den Adern zu haben. Worüber sie lachen musste. Er war so jugendlich, so naiv, so optimistisch. Als sie feststellte, ihn auch morgens, mit verstrubbelten Haaren und schlechtem Atem, zu mögen, wurde sie sehr nachdenklich.

Da war er wieder, der Gedanke. In Sekundenschnelle passierten die letzten Jahre an ihr vorbei. Aber sie hatte Angst, ein schlechtes Gewissen, und sie bestand auf ein Kondom.

*

Ihr Mann holte sie vom Flughafen ab.

Wieder zu Hause, hielt sie die innere Spannung nicht mehr aus. Der intrapsychische Konflikt legte sie förmlich lahm, raubte ihr den Atem. Ihr Magen rebellierte. Sie versprach ihrem Mann, zum Arzt zu gehen. Während sie es ihm zusagte, stellte sie fest, dass er in den letzten Monaten ernorm an Gewicht zugelegt hatte. Eventuell war es aber auch nur der Vergleich mit Arnif. Es fiel ihr zunehmend schwer, ihm in die Augen zu blicken. Sie liebte ihren Mann doch!

Aber der Gedanke zeigte sich nicht gnädig. Er ließ sie nicht aus seiner Umklammerung.

Beim Arzt brach sie zusammen. Sie erzählte alles. Der Mediziner schüttelte den Kopf und zog sich schildkrötenartig in seinen weißen Kittel zurück. Er gab ihr eine Überweisung zum Psychiater. Dieser erfahrene Facharzt hört solche unfassbaren Geschichten täglich, war nur wegen Marokko ein wenig konsterniert und empfahl ihr einen Psychologen.

So kam sie zu mir, und ich erfuhr ihre Geschichte.

*

Ihr innerer Konflikt war ein Höllenritt. Es gab keine erkennbare Tendenz, weder in die eine noch in die andere Richtung. Sie rang mit sich. Ein Leben ohne Kinder konnte sie sich nicht vorstellen. Der Wunsch, ein Kind zu bekommen, war ihre einzige Energie, dem Leben noch Sinn abgewinnen zu können. Jegliche andere Idee, ihr Leben ohne eigenes Kind zu gestalten, verneinte sie unter Tränen. Das Leihmutterthema hatte sie längst verworfen. Die emotionale Nähe zu Arnif war ein Dauerthema. Die langjährigen Erfahrungen und die Beziehung zu ihrem Mann wollte sie nicht kampflos aufgeben.

Auch gedanklich durchgespielte Szenarien, dass Arnif eventuell nur ein korrupter, jedoch geschickter Ausbeuter war, schreckten sie nicht ab. Ihre Rechnung für das Mobiltelefon nahm ungewohnte Dimensionen an. Auf ihrem Laptop hatte sie inzwischen unzählige Bilder von Arnif. Sie schwankte zwischen Selbstverachtung und Grandiosität – und: Sie buchte einen Flug nach Casablanca.

Der Gedanke war so verdammt stark.

*

Seit ihrer Rettung war mittlerweile ein Jahr vergangen.

Ihr Mann fuhr mit einem Freund nach Südtirol ins Gletschergebiet zum Skifahren. Sie hatten seit über einem Jahr nicht mehr miteinander geschlafen. Ihm kam es entgegen, da er so mit dem Kinderthema nicht mehr konfrontiert wurde. Ihre plötzliche Faszination für Marokko konnte er sich lange nicht erklären. Das wurde ihm erst wenige Tage später klar. So sonnenklar, wie er es nie zu denken gewagt hatte.

Die Bilder auf ihrem Laptop verrieten sie. Im Skiurlaub war ihm sein MacBook runtergefallen und kaputtgegangen. Wieder zu Hause, nutzte er deshalb ihr Notebook, um sich im Netz über Reparaturmöglichkeiten zu informieren. Sie hatten nie Geheimnisse voreinander gehabt, insofern gab es keine Passworthürden. Sein Herz zog sich zusammen, als er die vielen Fotos von Arnif sah.

Das war also der Grund für das Interesse an Marokko: jünger als er selbst, lächelnd, braungebrannt, athletisch und vor allem sehr stolz.

*

Sie residierte erneut im L'Amphitrite Palace. Arnif ging wieder seinem Job als Beachguard nach. Jede Nacht trafen sie sich in ihrem Zimmer. Sie hatte eine Suite direkt am Meer gebucht. Arnif kam zu ihr über die Terrasse. Das Risiko war ihm egal. Er wolle sowieso kündigen. Sie solle ihn heiraten. Er gehe mit ihr nach Deutschland. Das waren die Worte, die sie immer eindringlicher von ihm vernahm.

Am Jahrestag ihrer Rettung legte sie den Armreif an und schlief mit ihm. Ohne Kondom. Der Gedanke war einfach zu stark, er hatte sie besiegt. Arnif flüsterte ihr, während er ejakulierte und sie zum Höhepunkt kam, ins Ohr: »For your second life!«

Am nächsten Tag schwor sie sich, nie wieder nach Marokko zu reisen. Sie liebte zwei Männer und hasste sich selbst.

*

Ihr Mann holte sie wie immer am Flughafen ab. Auf der Fahrt nach Hause fasste sie einen Plan. Sie würde ihn heute verführen. Das musste unbedingt der erste konkrete Schritt sein, um ihr Leben hier weiter aufrechtzuerhalten und die Normalität zu wahren.

Er stellte schweigsam und konzentriert eine Flasche Amarone und zwei Gläser auf den Terrassentisch. So hatte sie ihn noch nie erlebt: nachdenklich, zurückgezogen, distanziert. Im Moment des Zuprostens blickte er ihr in die Augen, und da sah sie, dass er lautlos weinte.

Seine folgenden drei Worte:»Ich weiß alles« zogen ihr den Boden unter den Füßen weg. Diese wenigen Worte, so realisierte sie später, sollten sie ihr weiteres Leben begleiten. Er stand auf und präsentierte ihr die Bilder auf ihrem Laptop.

Der Gedanke hatte sie getrieben und letztendlich besiegt. Sie hatte verloren.

In dieser Nacht kamen sie nicht zur Ruhe. Sie redeten und redeten. Momente der Verzweiflung wechselten sich ab mit Momenten der Hoffnung. Als sie ihm von ihrem beherrschenden Gedanken erzählte, blickte er ihr sehr lange in die Augen und sagte:»Der Preis dafür ist mir zu hoch. Ich kann es nicht. Wenn du es unbedingt willst, dann tue es. Ohne mich.«

Die nächsten Monate lebten sie nebeneinander, nicht mehr miteinander. Er arbeitete viel, trank viel, war beruflich viel unterwegs. Sie arbeitete viel, weinte viel und kämpfte mit dem Drang, Arnif anzurufen. Sie tat es nicht.

Die Therapie setzte sie fort. Der Sommer kam, und sie ging so oft wie möglich zum Schwimmen, auch wenn das Wetter nicht immer dazu einlud. Eine Entscheidung traf sie nicht.

Er zog sich mehr und mehr zurück und nahm noch einmal stark zu.

Dann hörte ich plötzlich vier Wochen nichts mehr von ihr. Die vereinbarten Termine nahm sie nicht wahr. Zu erreichen war sie nicht. Also doch wieder Marokko, war meine Vermutung.

*

Am Ende des Sommers schickte sie mir eine E-Mail: »Mein Mann ist tot.«

In großer Besorgnis, ja sogar Angst, dass sich ein Drama ereignet haben könnte, rief ich sie an.

Ihr Mann hatte eines Tages, an einem dieser typischen Sommertage, die im bayerischen Fünf-Seen-Land die Luftfeuchtigkeit in tropische Dimensionen treiben, plötzlich angefangen, den weißen Holzzaun zu demontieren. Es war heiß, er schwitzte und ließ sich nicht davon abbringen. Die Nachbarn wunderten sich und gingen zum Baden. Er schuftete wie im Wahn und war völlig unzugänglich. Am späten Nachmittag war er tot. Herzstillstand, vermutlich bedingt durch Überanstrengung, so die Diagnose des Notarztes, der hoffnungslos zu spät kam. Die Zufahrtswege waren durch die parkenden Autos der Badegäste blockiert gewesen.

Sie war im vierten Monat schwanger.

* * *

Ein Kind zu zeugen – immer mehr Paare haben damit ein Problem. Wie viele Betroffene es wirklich gibt, lässt sich nur schwer schätzen. Nach der gängigen Definition spricht man von Unfruchtbarkeit beziehungsweise von einer eingeschränkten Fruchtbarkeit, wenn nach zwölf Monaten regelmäßigem Geschlechtsverkehr noch keine Schwangerschaft eingetreten ist. Die Behandlungsmethoden gehen von der Intrauterinen Insemination über die In-vitro-Fertilisation bis hin zur Intrazytoplasmatischen Spermieninjektion und sind nicht immer von Erfolg gekrönt.

Für die Paare ist es jedoch eine seelische und körperliche Achterbahnfahrt, von den finanziellen Kosten ganz abgesehen. Nicht wenige sind den psychischen Belastungen nicht gewachsen, Partnerschaften zerbrechen aufgrund der Polarisierung zwischen den Partnern und der damit einhergehenden Schuldfrage. Jede monatliche Menstruation erinnert die Frau unmissverständlich daran, nicht schwanger zu sein.

Der Neid auf andere Schwangere kann zu Rückzug führen. Die enorme Fokussierung auf das Thema, ein Kind zu bekommen, verleitet auch zu Vorgehensweisen, die ethisch fragwürdig anmuten.

Die Therapie, oder eher die Beratung in einem solchen Fall, erleben Psychotherapeuten als extrem schwierigen Balanceakt.

Welche Argumente gibt es gegen den biologischen und gesellschaftlichen Druck? Zigfacher, therapeutisch induzierter Perspektivwechsel nützt nur bedingt, wenn man weiß, dass Frauen, denen ein Kinderwunsch ver-

sagt geblieben ist, ein erhöhtes Risiko haben, an einer Depression zu erkranken. Welche Normen und Werte dürfen von Seiten des Klienten verletzt werden, um das ersehnte Kind in den Armen zu halten? Wenn über all dies hinaus der Glaube, sprich auch religiöse Fragen bei den Betroffenen eine Rolle spielen, ist solch ein Problem weit weg von jeglicher Trivialität. Es kann dann eben auch zu einer fast existenziellen Frage werden.

Und nicht zuletzt: Wie viel Neutralität ist überhaupt möglich, wenn man selbst ein Kind hat, wenn man die starke sinngebende Erfüllung, die mit einem eigenen Kind verbunden ist, schon erlebt hat?

GEFANGENE SEHNSUCHT

Der Kummer, der nicht spricht,
nagt leise an dem Herzen, bis es bricht.

William Shakespeare (1564–1616)

Er stand am Bahnhof in Eschenlohe.
Nicht viele Züge hielten hier. Ein Intercity rauschte
durch, und Elias konnte den Luftzug in seinem blonden,
kurzgeschnittenen Haar spüren. Der kleine Ort im bayerischen Voralpenland war es nicht würdig, dass ein solcher
Zug hier hielt. Elias Moser machte es nichts aus. Er war es
gewohnt zu warten, da er seit seiner Geburt hier lebte und
das Geschehen kannte.

Nie hatten hier die wichtigen, die wirklich großen Züge
einen Halt eingelegt. Nur vor einigen Jahren, als die Loi-
sach so weit über die Ufer getreten war, dass offiziell
Hochwasseralarm ausgerufen wurde, stoppten die ICEs.
Sie kehrten um und fuhren zurück nach München.

Alle Bemühungen der ansässigen Bevölkerung, einen
größeren Bahnhof – mit mehr haltenden Zügen – zu bekommen, scheiterten an den deutlich anders ausgerichteten Plänen der Deutschen Bahn. Und so warteten auch
heute noch alle auf die Regionalzüge. Wer schneller sein
wollte, fuhr mit dem Auto.

Elias erinnerte sich an seine Schulzeit. Jeden Morgen hatte er auf den Bummelzug gewartet, der ihn nach Garmisch-Partenkirchen ins Gymnasium brachte.

Es war jetzt ein wenig wie früher. Er war aufgeregt, nicht richtig nervös und unruhig, nein, nur ein wenig ängstlich-freudig erregt. So wie damals, als er mit seinen 16 Jahren nach Garmisch fuhr, wo ihn nicht nur die Schule, sondern auch seine Jugendliebe Barbara erwartete. Barbara wurde dann seine Ehefrau. Das war lange her, und es hatte sich viel verändert. Er wusste, dass er Barbara und seine beiden Töchter schon lange vernachlässigte. Immer häufiger hatte er das Gefühl, die Situation nicht mehr im Griff zu haben. Gleichzeitig redete er sich ein, noch nie in seinem Leben die Kontrolle verloren zu haben.

Gemäß Fahrplan müsste sie in etwa acht Minuten eintreffen.

Seine Erregung steigerte sich, und er blickte in Richtung Nordosten, ob der Zug schon zu sehen sei. Ein kalter Wind blies ihm ins Gesicht. Der sonnige Tag konnte die Kühle, die von den noch schneebedeckten Bergen rührte, nicht wettmachen. Es war schließlich erst Mitte April. Auf dem Bahnsteig befand sich außer ihm niemand, was Elias beruhigte, ja sogar erleichterte.

Dennoch plagten ihn diffuse Gedanken, ob er bei der Planung dieses Treffens vorsichtig genug gewesen war. Er hätte wohl besser die Verabredung nach München verlegt. Das wäre anonymer und unverfänglicher gewesen. Aber sie hatte darauf bestanden, ihn zu besuchen, um damit auch ihre Reife und Unabhängigkeit zu zeigen. Dabei war es egal, ob ihn jemand mit ihr sehen würde. Er konnte immer noch sagen, er habe eine Freundin seiner Tochter Alexandra vom Bahnhof abholen müssen.

Seinen Jeep Grand Cherokee hatte er etwas abseits vom Bahnhofsgelände abgestellt. Elias wollte mit ihr nach Garmisch fahren, um sie in das Stammcafé seiner Jugend einzuladen. Es war schließlich das erste Treffen, und er beabsichtigte, betont vorsichtig vorzugehen, obwohl sie in ihren E-Mails schon sehr eindeutige Anspielungen gemacht hatte. Kaum dachte er daran, spürte er eine leichte Erektion. Elias Maurer merkte, dass er noch Mann war, trotz seiner 42 Jahre. Ein Gefühl, das er schon seit vielen Jahren nicht mehr kannte.

Er richtete den Kragen seiner dunkelblauen Windjacke auf und blickte erwartungsvoll auf die ersten Waggons des einlaufenden Zuges RB 59519 München–Garmisch.

Vier Personen verließen den Zug: ein älteres Rentnerehepaar mit drei überdimensionierten Koffern und zwei gutgelaunte männliche Jugendliche, die etwas übermütig auf den Bahnsteig sprangen, um dann, als der Zug zur Weiterfahrt anfuhr, schnell wieder zuzusteigen.

Sonst war da niemand. Sie war nicht gekommen.

Er konnte es nicht fassen. Trotz unzähliger E-Mails und eines Versprechens war Jessi nicht aufgetaucht. Tief enttäuscht blickte er den Rücklichtern des Zuges hinterher und schüttelte den Kopf. Waren die letzten Wochen völlig umsonst gewesen? Endlose Nächte und Versprechungen im Netz, ohne Ergebnis? Doch nur eine virtuelle Blase? Die gesteigerten Erwartungen und entflammten Sehnsüchte der letzten Tage brachen in sich zusammen.

Erst als ihn das ältere Paar mit den drei Koffern fragte, wo denn hier der Taxistand sei, fand er wieder einen Bezug zum Hier und Jetzt. In ihm erwachte eine große Wut, ausgelöst durch die aktuelle Enttäuschung, aber primär genährt durch die unzähligen Frustrationen und Kränkungen, die er in seinem Leben hatte ertragen müssen. Unwirsch fuhr er die beiden an, dass es so etwas hier nicht gebe. Dann zog er den Kragen seiner Jacke ruckartig hoch und machte sich auf den Weg zu seinem Fahrzeug, ohne zu bemerken, wie sich das Rentnerehepaar über seine Unfreundlichkeit wunderte.

*

Die Reifen seines Geländewagens versuchten mühsam, sich gegen den matschigen Untergrund zu behaupten. Elias' Zorn und seine Abreaktion über das Gaspedal gaben ihnen jedoch nur wenig Chancen. Der Wagen schlitterte, als er den Forstweg zu seinem Bauernhof hinaufpreschte. Beim Durchqueren des Hoftors und beim Anblick seines prächtigen Anwesens senkte sich sein Adrenalinspiegel ein wenig. Alles sein Eigentum: sein Grund, sein Boden, sein Bauernhaus. Das konnte ihm niemand nehmen.

Eine Brücke führte über den Gebirgsbach, der das riesige, sieben Hektar große Grundstück idyllisch unterteilte. Bevor er seinen Wagen in eine der vier Garagen lenkte, warf er einen Blick auf den Garten, der das Haus umschloss. Aus den Augenwinkeln sah er seine Frau Barbara; sie saß auf der Terrasse und arrangierte ein Blumengesteck. Sie hatte vor zwei Jahren – damals hatte er seinen Ingenieursjob in München gekündigt und war seither zu Hause – eine Landhausboutique eröffnet. Mehr als Möglichkeit, sich zu beschäftigen, denn aus einer finanziellen Notwendigkeit heraus. Barbara machte es zufrieden, ihn nicht.

Geld war genug da, daran lag es nicht. Seine innere Unausgeglichenheit, seine Rastlosigkeit, sein immer wieder aufkeimendes Gefühl der Minderwertigkeit hatten tieferliegende Gründe.

Elias stürmte an seiner Frau vorbei in sein Arbeitszimmer. Es lag im Dachgeschoss des Hauses. Er hatte es selbst ausgebaut. Als er seinen Computer einschaltete, musste er plötzlich an seinen Vater denken. Der Geruch des Holzes im Arbeitszimmer und die Niederlage durch das Fernbleiben von Jessi hatten etwas in ihm aktiviert, was ihn an früher denken ließ. Er schüttelte sich bei dem Versuch, diese alten Gedanken und Gefühle loszuwerden, aber es gelang ihm nicht.

Der Computer brauchte noch einige Zeit, um hochzufahren.

*

Elias war als Kind sehr sensitiv. Er liebte Blumen und alle kleinen Tiere, insbesondere die jungen Lämmer. Sie zu beschützen und zu pflegen, erfüllte ihn mit großer Befriedigung. Damit stellte er – praktisch von Geburt an – das komplette Kontrastprogramm zu seinem Vater und dessen Erwartungen dar.

Sein Vater war Landwirt, Förster, Schreinermeister und vor allem mehr und mehr Großgrundbesitzer. Er lebte seit jeher in Eschenlohe und genoss den Ruf eines Haudegens. Im Schützenverein und in vielen anderen Vereinen fühlte er sich wohl, denn dort hatte er seine Zuhörer. Ihm zu widersprechen wagte keiner, da er auch nicht zögerte, jemanden zu »erledigen«, wie er es nannte.

So wurde er später auch Bürgermeister, was dazu führte, dass sich sein Waldbesitz zunehmend vergrößerte. Große Anerkennung erhielt er im Ort, weil er trotz seines zunehmenden Wohlstands weiterhin seinen zehn Jahre alten Lada fuhr. Er lässt es sich nicht raushängen, waren die bewundernden Bemerkungen der Einheimischen, und sie wählten ihn in den folgenden Jahren wieder.

Als Elias sich nicht so entwickelte, wie es nach der Meinung seines Vaters ein kerniger, einheimischer Junge tun sollte, beschimpfte er seine Frau – eine sehr zierliche und unterwürfige Person –, ihm einen weibischen Schwächling geboren zu haben. Anstatt sich zurückzuhalten, verfolgte er die Devise, Elias auf den richtigen und erfolgreichen Weg bringen zu wollen.

Ständige Kritik von Seiten des Vaters war sein Wegbegleiter. Nichts, aber auch gar nichts konnte er seinem Vater recht machen. Häufig wünschte er sich ein wenig Zuneigung, ein positives Wort vom Vater oder nur einen Arm, der sich ermunternd um seine Schulter gelegt hätte. Nichts dergleichen kam.

Elias' Mutter war zu schwach, um ihn zu schützen. Ihre Weigerung bestand schlicht und ergreifend darin, kein weiteres Kind zu bekommen.

So blieb Elias den Schikanen des tyrannischen Vaters kontinuierlich allein ausgesetzt. Nachts weinte er sich in den Schlaf. Nur wenn er die Lämmer streichelte oder an den Blumen roch, ahnte er etwas von den sensitiven Seiten des Lebens. Auch das Holz in der großen Schreinerei – die sich damals noch auf dem Hof befand – roch er gerne. Das veränderte sich später, als ihn der Vater zwang, eine Schreinerlehre bei ihm zu absolvieren. Als Voraussetzung für die Finanzierung des Studiums.»Leistung verlangt Gegenleistung« war einer der Standardsprüche seines Vaters.

Auch heute noch bestand für ihn eine untrennbare Assoziation zwischen dem Geruch des frisch geschnittenen Buchenholzes und den Schimpftiraden seines Vaters.

Früh lernte Elias, sich zu fügen, sich anzupassen, sich zu kontrollieren, sich der ungehobelten Macht seines Vaters zu beugen.

Sein kindliches, unbewusstes Überlebensschema bestand darin, sich nicht zu widersetzen, weil er ahnte, dass er chancenlos war.

Als er in der Schule Barbara kennenlernte, erzählte er zu Hause nichts. Keiner sollte es wissen, dass er jemanden hatte, um den er sich kümmern konnte und der dies mit Dankbarkeit erwiderte.

*

Elias Moser wurde schlagartig zum reichsten Mann von Eschenlohe, als sein Vater im Alter von 49 Jahren einem Gehirnschlag erlag.

Die Beerdigung des »großen Moser« war das Ereignis des Jahres und unterbrach die dörfliche Routine. Trachten- und Schützenvereine, sämtliche Bauern- und Innungsver- bände waren vertreten, ebenso alle Bankdirektoren aus dem näheren Umkreis.

Das gesamte Dorf mimte Trauer. Elias glaubte jedoch, vereinzelt verdeckt hämisch-spöttische Blicke zu erfassen. Aber vielleicht lag es auch daran, dass er selbst sich er- leichtert fühlte und mit einer gewissen Schadenfreude auf den Eichenholzsarg blickte.

Dann warf er den Wiesenblumenstrauß in das offene Grab. Eine versteckte Botschaft an seinen Vater, der Elias' Vorliebe für diese Blumenart immer als sentimental abge- wertet hatte.

Elias glaubte, die Tyrannei sei vorbei. Und er konnte sich damals nicht vorstellen, dass es noch andere Kräfte im Le- ben geben könnte, die ihn deutlich stärker im Griff haben würden als sein dominanter Vater.

*

Mit 27 Jahren beendete er sein Studium und zog zurück auf den Bauernhof. Barbara kannte er seit mehr als zehn Jahren, und niemandem hatten sie von ihrer langjährigen Verbindung erzählt. Sie hatten es immer geheim gehalten.

Nun heirateten sie, und das Entsetzen im konservati- ven Dorf war groß. Wie konnte der Sohn vom »großen Moser« eine einfache Zahnarzthelferin aus Garmisch hei- raten?

146

Völlig konsterniert war die Dorfgemeinschaft, als Elias die Schreinerei auf dem Hof schloss, den Mitarbeitern kündigte und das Gebäude komplett abreißen ließ. Für völlig übergeschnappt hielten sie ihn, als er sich seinen ersten Jeep kaufte.

Keiner konnte sich jedoch mehr vom Tratsch zurückhalten, nachdem bekannt geworden war, dass Elias' Mutter – 15 Monate nach dem tragischen Tod ihres Mannes – zu einem promovierten Steuerberater nach Düsseldorf zog.

Dieser war – bei einer seiner touristischen Wanderungen durch das Eschenlainetal – vom Weg abgekommen und auf dem Bauerhof gelandet. Seine fröhlich rheinländische Natur zeigte Elias' Mutter, dass Männer auch Humor haben können.

Sie trafen sich mehrfach, und bereits nach vier Wochen entschied sich Elias' Mutter, Eschenlohe zu verlassen. Sie überschrieb Elias das gesamte Vermögen und kehrte nie wieder zurück. Elias ertrug es.

$*$

Die ersten Jahre mit seinen beiden Töchtern erfüllten Elias mit großer innerer Zufriedenheit. Seine über viele Jahre unterdrückte sensitive Seite kam wieder zum Vorschein, und er kümmerte sich hingebungsvoll um sie. Barbara kam es manchmal fast unheimlich, ja unnormal vor, wie sich Elias um die Kinder bemühte. Als ob er versuchte, bei anderen etwas nachzuholen, was er selbst nicht erlebt hatte. Aber sie ließ ihn gewähren, da sie von seiner lieblosen

Kindheit wusste. Was ihr mehr Sorgen machte, war die Tatsache, dass Elias zunehmend den Körperkontakt zu ihr mied.

Täglich fuhr er zur Arbeit nach München; abends konnte er es kaum erwarten, seine Mädchen überschwenglich in die Arme zu schließen. Es waren die bislang unbeschwertesten Jahre seines Lebens.

Als sich die Töchter in der Pubertät zunehmend von ihm distanzierten, kränkte ihn das. Er glaubte, etwas Wichtiges zu verlieren. Er dachte, es läge daran, dass er – aufgrund seines Berufs – zu wenig zu Hause sei, und kündigte.

Das war jetzt zwei Jahre her. Aber es brachte nicht die erhoffte Rückkehr zu der von ihm so geschätzten Nähe und Innigkeit. Die beiden Mädchen machten ihr Ding, genauso wie Barbara – alle drei völlig alters- und situationsgerecht.

Seine Enttäuschung konnte er nicht äußern, seine Wut über die von ihm erlebte Ungerechtigkeit ebenso nicht. Das hatte er nie gelernt. Ertragen ja, Wünsche äußern nie.

Er hielt sich und seine Emotionen im Griff, wie er meinte: Der Rückzug war seine einzige Methode und Bewältigungsform.

Der Ausbau des Dachgeschosses zum Arbeitszimmer lenkte ihn nur für kurze Zeit ab. Seine darauf folgenden immer länger werdenden Aufenthalte im Arbeitszimmer wurden zum Alltag. Immer mehr Zeit verbrachte er dort oben. Die vorgeschobene Erklärung, dass er auf Jobsuche sei, wurde akzeptiert. Barbara und den Kindern mangelte es an nichts, und sie schienen keinen Grund zu haben, dem nachzugehen, was den Ehemann und Vater im Arbeitszimmer so sehr festhielt.

Elias fühlte sich allein und unverstanden. Im Gegensatz zu früher konnte er jetzt jedoch niemanden für sein empfundenes psychisches Elend verantwortlich machen. Manchmal wollte er seine Wut einfach nur herausschreien, aber er hielt still. Wie immer. Nur wenn er das Gaspedal seines Grand Cherokee durchdrückte und durch das Hoftor raste, hätte man erahnen können, dass Elias etwas umtrieb und seine vorgespielte Normalität so fragil war wie chinesisches Porzellan.

Aber noch hielt sie.

*

Im Chatroom »Sensitive Hearts« fand er rasch Kontakt. Seine hervorragende schriftliche Ausdrucksfähigkeit half ihm dabei, mit immer mehr Frauen im Online-Austausch zu stehen.

Zum ersten Mal in seinem Leben konnte er ungehemmt über sich und seine Gefühlswelt schreiben. Was ihn besonders erfreute, war die positive Resonanz. Niemand verurteilte ihn, keiner zog sich zurück. Und: Es war sein Geheimnis. So wie früher mit Barbara. Keiner hatte es damals erfahren. Es würde auch dieses Mal niemand mitbekommen. Er fühlte sich aufgebaut, fast sogar stark. Die Anonymität des Internets stärkte sein Selbstwertgefühl.

Er konnte es am Anfang fast nicht glauben, aber es war so: Sein Pseudonym »Wiesenblume« musste er zu Beginn seines Daseins im Chatroom immer wieder erklären, weil viele nicht glauben konnten, dass er ein männlicher Teilnehmer war.

Der Chatroom wurde sein neues Zuhause, eine Art seelischer Kokon, der keiner direkten Intervention zugänglich war, wenn er es nicht wollte. Kontakte, die er nicht wollte, konnte er aussperren.

Nach der allgemeinen Kennenlern- und Austauschphase entstanden intimere Dialoge. Diese verlagerten sich zunehmend in den privat anmutenden Raum der Séparées. Der direkte – manchmal ungehemmte – Austausch faszinierte Elias, und er verbrachte täglich viele Stunden online.

Nur noch manchmal ging Elias Moser in seinem unmittelbar an das Grundstück angrenzenden Wald spazieren. Dies hatte er immer gern gemacht, weil es ihm half, Abstand zu gewinnen. Aber auch bei diesen Spaziergängen kreisten seine Gedanken um seine virtuellen Bekanntschaften, speziell jedoch um Jessi. Eine Teilnehmerin im Alter von 14 Jahren, die ihn anhimmelte.

Barbara beschäftigte sich mit dem Aufbau ihrer Boutique, die Töchter waren mit Freundinnen unterwegs. Lediglich abends traf man sich zur Brotzeit in der gemütlichen Bauernstube. Der einzige unsanierte Raum im ganzen Haus, der unverwechselbar die Handschrift seines Vaters trug. Danach ging jeder seiner Wege, und Elias ging ins Internet. Immer noch glaubte er, die Kontrolle zu haben.

*

Der Computer war hochgefahren, und Elias loggte sich ein.

Jessi war online und hatte ihm schon geschrieben. Sie entschuldigte sich mehrfach, dass sie nicht kommen konnte. Sie hatte ihre Tage bekommen und gleichzeitig so starke Kopfschmerzen, dass es ihr unmöglich gewesen war, außer Haus zu gehen. Sie sei nicht mal in der Schule gewesen. Als Entschuldigung schickte sie ihm ein neues Bild von sich. Abgebildet mit nacktem Oberkörper. Elias betrachtete ihre Brüste, erinnerte sich an seine Töchter und wollte sein Arbeitszimmer verlassen. Als er sich anschickte, seinen Computer herunterzufahren, blinkte die Benachrichtigung über das Eintreffen einer neuen E-Mail auf.

Jessi forderte ihn auf, seine Webcam einzuschalten und seinen Penis zu berühren. Sie wolle einfach nur sehen, wie der Penis eines echten Mannes aussieht. Elias zögerte, wollte aufstehen und gehen. Doch er blieb. Diese uneingeschränkte Bewunderung, gepaart mit kindlicher Naivität, übte eine Faszination auf ihn aus, der er nicht widerstehen konnte. Er betrachtete erneut ihre Brüste und zog seine Hose herunter. Zu seiner eigenen Verblüffung bekam er eine Erektion.

Elias Moser verlor zum ersten Mal in seinem Leben die Kontrolle, und es war ihm in diesem Moment völlig egal. Er fand es sogar befreiend, sich dem hinzugeben, worauf er jetzt, ausschließlich jetzt, Lust hatte.

Jessi schrieb ihm, dass sie das soeben Gesehene unbedingt bald auch live sehen wolle.

Sie schlug vor, sich in der darauffolgenden Woche in München zu treffen: S-Bahn-Station Laim, Gleis 1. 14.30 Uhr am Donnerstag. Er solle als Erkennungszeichen seine dunkelblaue Patagonia-Windjacke tragen, die sie schon auf seinem Foto so schick fand.

Elias willigte ein und kam sich plötzlich ungewöhnlich lebendig vor. Der Kontrollverlust vor der Webcam hatte ihn regelrecht beflügelt. Jessi hatte Interesse an ihm, in jeglicher Hinsicht. Dass sie erst 14 war, blendete er aus. Er begann, die Realität zu verzerren. Die Ungehemmtheit des Internets und seine über die Jahre aufgestaute Energie fingen an, sich zu entladen.

Als er sich zum Abendessen nach unten begab, wirkte er seltsam entrückt. Als ihn Barbara darauf ansprach, sagte er, dass er ein Jobangebot habe und nächste Woche nach München müsse. Für sie war damit alles geklärt, woraufhin sie sich wieder dem Bestellkatalog für Landhausmöbel widmete.

Im Mai wollte sie einen Tag der offenen Tür veranstalten. Die beiden Töchter sollten am nächsten Tag Flyer verteilen. Nach wie vor war der Name Moser ein Garant für Neugier. Auch wenn nur wenige wirklich kommen würden, um etwas zu kaufen. Das Interesse an dem spektakulären Anwesen der Mosers war ungebrochen. Barbara wusste schon jetzt, dass viele wieder auf die Stelle der ehemaligen Schreinerei deuten würden. Als sie so vor sich hin sinnierte, wurde ihr bewusst, wie lange sie nicht mehr mit Elias geschlafen hatte. Es mussten jetzt nahezu zweieinhalb Jahre vergangen sein, seit sie das letzte Mal intim geworden waren. Sie redete sich ein, dass es besser werden würde, sobald er wieder berufstätig sei.

Barbara war immer eine einfach strukturierte Frau gewesen, und das komplexe Seelenleben von Elias hatte sie nie ganz erfassen können. Ihre Ambitionen, dies zu ergründen, hielten sich allerdings auch in Grenzen. Sie war mit ihrem Leben zufrieden, ein angesehener Mann, zwei gesunde und lebensfrohe Töchter und keinerlei Geldsorgen. Das, was sich viele wünschten, war für sie zur Normalität geworden. Sie konnte nicht verstehen, warum Elias nie zufrieden war.

*

Unruhig ging er am S-Bahnhof auf und ab. Es war 14.25 Uhr. Wenn sie wieder nicht kam, würde er die ganze Geschichte beenden. Er traf sich mit einem Mädchen im Alter seiner Töchter, und er hatte ihr seinen Penis gezeigt. Was war daran noch normal? Gleichzeitig spürte er eine Spannung in sich, fühlte den Reiz des Verbotenen, und keiner konnte es ihm verbieten. Fast körperlich konnte er es fühlen, wie die Kontrolle ihn verließ.

Punktgenau um 14.30 Uhr fuhr die S-Bahn ein. Er war es nicht gewohnt, so viele Menschen am Bahnsteig visuell zu sortieren, und entschied sich deshalb, einfach zu warten. Nachdem die meisten Personen den Bahnsteig verlassen hatten und er kein junges dunkelhaariges Mädchen sah, verließ ihn die Hoffnung.

Er blickte gerade nach unten und kickte geistesabwesend eine Zigarettenkippe zur Seite, als eine Frau und ein Mann im mittleren Alter vor ihm standen und ihn fragten, ob er Jessi suche. Seine Überraschung war so groß, dass er zunächst nur wiederholte:»Jessi?«

Daraufhin zog der Mann ein Foto aus seiner Jackentasche und hielt es Elias hin mit den Worten:»Kennen Sie diese junge Dame?«

153

Es war das Foto, das sie ihm letzte Woche, nachdem sie nicht gekommen war, geschickt hatte. Was ging hier vor? Waren es ihre Eltern? Das waren die ersten Gedanken, die ihm durch den Kopf schossen. Die beiden wirkten jedoch sehr zielorientiert, fast routiniert. Sie nahmen ihn unauffällig in ihre Mitte und schoben ihn dezent zur Seite. Die Frau blickte ihm in die Augen und sprach bedächtig, jedoch sehr eindringlich und mit klarer Stimme:

»Wir sind ehrenamtlich tätig für den Verein ›Das weiße Netz‹. Das ist ein gemeinnütziger Verein, der sich darauf spezialisiert hat, Minderjährige vor Missbrauch im Internet zu schützen, insbesondere was sexuelle Übergriffe und pornographische Handlungen durch Erwachsene anbelangt. Eine Jessi gibt es zum Glück nicht. Sie haben sich von einer Jugendlichen zu sexuellen Handlungen animieren lassen. Damit haben Sie sich strafbar gemacht.«

Zunächst hatte Elias den Eindruck, es handele sich um eine Erpressung, und verspürte den Impuls, davonzulaufen, unterließ es jedoch, da er ahnte, was geschehen würde.

Fast zeitgleich setzte der Mann nach: »Sie können sich natürlich weigern, das zuzugeben. Sämtliche Dialoge Ihres Chats mit Jessi wie auch die Webcam-Aktivitäten sind jedoch aufgezeichnet und dienen als Beweismaterial!«

Was ging hier vor?

Die Antwort kam postwendend: »Wir machen Ihnen einen Vorschlag: Sie spenden einen Betrag von 10 000 Euro an unseren Verein, gegen Spendenquittung selbstverständlich. Sie verpflichten sich des Weiteren schriftlich zur Aufnahme einer Psychotherapie wegen Online-Sucht. Die Alternative: Wir erstatten Anzeige! Das könnte eventuell sogar eine Hausdurchsuchung zur Folge haben. Da dürfte sich Ihre Frau dann vermutlich freuen, was alles auf Ihrem Computer gespeichert ist! Sie sind doch verheiratet, oder?«

Elias entging trotz seines Schockzustandes der feine sarkastische Unterton nicht.

Dann merkte er, dass er ständig nur genickt hatte.

»Da wir fair sind, haben sie genau eine Woche Bedenkzeit, um sich zu entscheiden. Hier sind unsere Kontaktdaten, und passen Sie auf, was Sie zukünftig im Netz tun. Es könnten auch Ihre Kinder sein!«

Damit ließen sie ihn am Bahnsteig stehen. Er sah ihnen fassungslos nach. Es gab keine Jessi. Alles nur vorgegaukelt, und er hatte die Kontrolle verloren.

Elias entschied sich noch auf dem Nachhauseweg.

*

So erfuhr ich diese Geschichte.

Elias Moser begann eine Psychotherapie, die ihn zurück in seine Kindheit führte, ihm erlaubte, seine wahren Bedürfnisse zu artikulieren, und ihm klarmachte, dass Selbstkontrolle sein früh erlerntes Lebensschema war, um sich gegen seinen übermächtigen Vater schützen zu können.

Er lernte auch, dass sein Wunsch nach Nähe nicht durch Minderjährige erfüllt werden konnte und dass seine Suche und Befriedigung im Internet nur eine Kompensationshandlung war. Wir entlarvten in der Therapie gemeinsam seine vordergründigen Anpassungsversuche und eruierten seine wirklichen und zutiefst menschlichen Bedürfnisse.

Zum Schluss war er sogar bereit, seinen Irrweg seiner Frau Barbara zu offenbaren, jedoch nur unter der Voraussetzung, dass sie den Töchtern nie davon erzählen würde.

*

Elias' Normalität war ins Wanken geraten. Er hatte jedoch Glück gehabt. Ein wohlwollender Verein hatte ihm einen Schuss vor den Bug versetzt. Damit bekam er die Möglichkeit, sich selbst reflektieren zu können. Eine Option, die er zunächst unfreiwillig – sprich auf Anordnung, wegen seiner Internetsucht – wahrnahm. Dann jedoch war es für ihn fast eine Erlösung, eine vertrauensvolle Person zu haben, mit deren Hilfe er seine Vergangenheit und seine Gefühle ordnen konnte.

Wohlgemerkt, Elias Moser aus Eschenlohe.

Einem Ort – wie so viele andere auf der Welt –, wo häufig auch heute noch Menschen, die eine Psychotherapie in Anspruch nehmen, abgewertet werden mit den Worten: »Sei vorsichtig, der geht zum Depperldoktor!«

* * *

Aktuelle Schätzungen über das Auftreten von Internet-sucht in Deutschland gehen von etwa einem Prozent Betroffener in der Allgemeinbevölkerung aus. Somit haben wir es mit einer ähnlich hohen Prävalenz wie beim Pathologischen Glücksspiel zu tun.

In der Gruppe der Internetnutzer sind etwa drei bis fünf Prozent online-süchtig. Die Dunkelziffer ist jedoch immens, da die Hemmschwelle, diese Sucht zu erkennen und dazu zu stehen, extrem hoch ist. Das ist deshalb von Bedeutung, weil ein modernes Leben ohne Internet nicht mehr vorstellbar erscheint.

Die Betroffenen verlieren zunehmend die Kontrolle (Dauer, Häufigkeit, Intensität und Risiko) und erleben ihre Aktivitäten im Netz als belohnend. Sie benutzen das Internet vorrangig, um ihre Stimmung oder ihre Gefühle zu regulieren, und erhoffen sich einen angenehmen Effekt, indem sie ihre reale Welt gegen eine fiktive eintauschen. Eine Welt, in der alles möglich zu sein scheint. Generell kann man davon ausgehen, dass die Möglichkeiten im Internet eine schier unbegrenzte Vielfalt an (oft riskanten) Kompensationschancen bereitstellen.

Bei Abstinenz treten psychische und physische Entzugserscheinungen auf. Dennoch können diese Menschen nicht von ihrem Verhalten lassen. Trotz schädlicher Folgen (sozialer Rückzug, erhebliche Konflikte, reduzierte berufliche Leistungsfähigkeit etc.) finden sie den Ausstieg aus der Spirale nicht rechtzeitig.

Experten gehen davon aus, dass jemand, der für private Zwecke mehr als 35 Stunden pro Woche online ist, bereits süchtig ist.

Die Behandlung der Online-Sucht, abgesehen davon, dass sie bislang noch nicht als eigenständiges Krankheitsbild in den offiziellen Diagnosehandbüchern definiert wird, ist schwierig. Komorbiditäten (Depression, Adipositas, Alkoholismus) sind häufig anzutreffen.

Die Ursachen sind – wie bei jeder Sucht – multikausal. Gerne wird jedoch die sogenannte unzureichende Impulskontrolle als einer der wesentlichen Faktoren genannt.

Interessant ist, dass die Therapiemotivation der Betroffenen eher gering scheint. Viele lassen sich erst behandeln, wenn der Druck von außen steigt (beispielsweise durch Angehörige, den Arbeitgeber oder Fahnder im Netz).

Erfahrungswerte von Beratungsstellen zeigen, dass von den betroffenen Online-Süchtigen etwa 60 Prozent online-sexsüchtig (95 Prozent Männer, 5 Prozent Frauen), etwa 30 Prozent online-spielsüchtig und 10 Prozent online-chatsüchtig (90 Prozent Frauen) sind.

Es gibt Institutionen, die sich zum Ziel gesetzt haben, das Internet sauberer zu machen.

QUÄLENDE MADEN

Mit Schaudern denken wir an dieses
geheimnisvolle Etwas in unserer Seele, das kein
menschliches Urteil anerkennt und selbst die
unschuldigsten Menschen Schreckliches träumen lässt
und ihnen unaussprechliche Gedanken einflüstert.

Hermann Melville, amerikanischer Schriftsteller,
Dichter und Essayist (1819–1891)

Sie trug Latexhandschuhe, als sie das erste Mal vor mir
saß, klassische medizinische Latexhandschuhe.
Ihr Dermatologe hatte ihr diese empfohlen, nachdem sich
die Haut an ihren feingliedrigen Händen abzulösen begann.
Sämtliche pflanzlichen Cremes hatten nicht geholfen, letztendlich auch Cortison nicht. Die Haut rötete sich mehr und
mehr und löste sich dann in fingernagelgroßen Fetzen ab.

Jetzt hatte sie sich entschlossen, nur noch Olivenöl an
ihre Hände zu lassen, feinstes französisches Olivenöl, darüber zog sie die Handschuhe, zum Schutz. Und: Wasser natürlich, viel Wasser, immer wieder Wasser – einmal, zweimal, zehnmal, bis zu hundertmal am Tag Wasser. Ohne ihre
Hände mit Wasser zu waschen, könne sie nicht mehr leben.
Sie brauche das Wasser, um alles abzuwaschen, alles. Den
ganzen ekligen Schmutz, den Geruch, die Bakterien, alles.

Christina Delaire war 32 Jahre alt, trug ihr braunes Haar hochgesteckt und wirkte auf Anhieb sympathisch. Die Latexhandschuhe standen in direktem Kontrast zu ihrem sehr gepflegten Äußeren. Ihre champagnerfarbene Bluse betonte die leicht bronzene Haut.

Sie verstand es, sich brillant auszudrücken, exakt in der Wortwahl, wohlgeformt die Sätze. Als sie ihre Symptome und aktuelle Lebenssituation präzise – jedoch spürbar distanziert – schilderte, hätte sie auch als junge erfolgreiche Ärztin in einer Hautklinik für Privatpatienten durchgehen können.

Seit über zwei Jahren war sie berufsunfähig. Vorher hatten unterschiedliche Ärzte sie über ein Jahr lang krankgeschrieben. Der Zwang, sich immer wieder die Hände waschen zu müssen, hatte sie zunehmend gehindert, ihren Beruf weiter auszuüben.

Bis vor drei Jahren war sie eine erfolgreiche Designerin bei einem nationalen Fernsehsender gewesen. Dann konnte sie aus Angst vor Bakterien keine Computermaus, keine Tastatur, keinen Bleistift mehr in die Hand nehmen, ohne sich sofort wieder die Hände waschen zu müssen.

Die Arbeitskollegen hatten sich zunächst nur gewundert, dass sie zigfach am Tag zur Toilette ging. Keiner hatte sich dazu geäußert, auch ihr Chef nicht. Christina war für alle immer ein wenig unnahbar gewesen. Außerdem – so die gängigen Phantasien in ihrem Team – hatte sie den Job ja nur bekommen, weil ihr Vater mit dem Konzernchef des Senders befreundet war. Der Neid der Kolleginnen entlud sich in Vermutungen, da Christina nicht nur attraktiv, sondern auch eine begabte Zeichnerin war. Viele ihrer kreativen Entwürfe wurden umgesetzt.

Ihr Freund hatte ihr ständiges Waschen nicht mehr ausgehalten und sich schließlich von ihr getrennt. Nun wohnte sie allein in ihrem Einzimmerapartment. Geld habe sie derzeit wenig, aber die Eltern würden sie finanziell unterstützen. Sie liebe ihre Eltern, insbesondere ihren Vater, wirklich sehr. Auch ihre Großmutter habe sie sehr geliebt, leider sei diese auf tragische Weise vor einigen Jahren ums Leben gekommen. Als Christina von der Großmutter sprach, schüttelte sie den Kopf, erschrocken weiteten sich ihre Augen, und ein kaum sichtbares Schaudern erfasste ihren Körper. Sekunden später fragte sie mich, ob sie sich die Hände waschen dürfe.

Alle medizinischen Therapieversuche, auch die Einnahme von Psychopharmaka, hatten sie bislang nicht daran hindern können, sich die Hände zu waschen, mehrfach und immer wieder.

So die vordergründige Geschichte. Es war ihre Präsentation der Symptomatik. Die Darstellung einer Patientin, die nicht mehr weiterwusste, ratlos und leidend. In einer Altersphase, in der sie eigentlich hätte die Welt umarmen müssen.

Ihre relativ kompakte Schilderung klang, als ob sie ihre Problematik schon mehrfach in dieser Form erzählt hatte. Ihre Odyssee über die letzten drei Jahre endete schließlich damit, dass sie mit Latexhandschuhen, die ihre in Öl gebadeten Hände fest umschlossen, vor mir saß.

Am schlimmsten sei für sie – neben dem ewigen Waschen –, dass sie ihre Nägel nicht mehr lackieren könne. Der Lack hatte nicht mehr genug Zeit, um zu trocknen.

Als sie dies sagte, wurde mir schlagartig bewusst, wie häufig sie wirklich ihre Hände wusch. Es musste die Hölle für sie sein. Jung, attraktiv und doch gefangen in den Klauen des Waschzwangs. Das Leben schien sie ausgrenzen zu wollen.

Was war mit Christina geschehen?

Erst einige Monate später sollte ich erfahren, dass diese erste Schilderung – wie so häufig in therapeutischen Prozessen – nur die Spitze des Eisbergs beleuchtete. Das unter der Wasseroberfläche Schlummernde ist meist gut getarnt, verborgen, schwer zugänglich und dennoch in sehr vielen Fällen äußerst aufschlussreich und von hoher Relevanz. Ganz besonders, was die Entwicklung einer psychischen Erkrankung anbelangt.

*

Christina wurde in Paris geboren, als Tochter von Alain Delaire und Brigitta Stangenberg. An die französische Hauptstadt hatte sie nur wenig Erinnerungen. Als sie vier Jahre alt war, zog die Familie nach Deutschland. Nur der Geruch der Patisserie um die Ecke und der Lärm dieser Metropole waren ihr im Gedächtnis geblieben.

Ihr Vater war Topmanager bei einem französisch-deutschen Luftfahrtunternehmen. Seine internationalen beruflichen Aktivitäten erforderten früher viele Reisen. So war es nicht verwunderlich, dass er seine Frau Brigitta in München – auf dem Oktoberfest – kennengelernt hatte. Er war seit jeher ein sehr kommunikativer und lebensfroher Typ, ihre Mutter hingegen sehr zurückhaltend. Lärm und viele Menschen schreckten sie ab und stellten eine Überforderung für sie dar, was viele Menschen nicht verstanden. Der Oktoberfestbesuch war eine Ausnahme, sie hatte sich von einer Freundin überreden lassen.

Christinas Vater Alain erzählte diese Geschichte sehr gern, da sie verdeutlichte, wie groß sein Glück – und wie gering die Wahrscheinlichkeit – gewesen war, Brigitta an diesem einen Tag, in diesem riesigen Bierzelt, in der Menge Tausender Menschen zu begegnen. Für ihn war dies der Beweis, dass sie füreinander bestimmt gewesen waren. Was für alle, die ihn näher kannten, immer sehr belustigend war: Ein rational orientierter Topmanager – beschäftigt bei einem der größten europäischen Konzerne –, und dann stellte er solch übersinnliche Zusammenhänge her. Sie führten es jedoch auf seinen französischen Anteil an Emotionalität zurück. Auch Alains Vater sei wohl so veranlagt gewesen. Logisch einerseits und dann doch andererseits wieder sehr gefühlsbetont.

Christina ähnelte von Beginn an stark ihrer Mutter, sowohl was das Aussehen als auch was ihr Verhalten betraf. Bereits im Kindergarten liebte sie klare Strukturen und Übersichtlichkeit. Unordnung konnte sie nicht leiden. Das Kinderzimmer war stets aufgeräumt. Ihr Vater schob es, meist humorvoll, auf die deutschen Gene. Perfektionismus, so seine Worte, sei eine der Stärken der Deutschen. Dabei grinste er schelmisch und nahm seine Christina in die Arme.

In der Schule war sie bei den Lehrern außerordentlich beliebt. Sie hatte ihre Lernutensilien immer parat, vergaß nie etwas und wurde den Mitschülern stets als vorbildhaft präsentiert. In ihren Zeugnissen war von einer Musterschülerin die Rede. In Kunst hatte sie immer die besten Noten. Sie zeichnete filigran mit absolut treffsicherer Linie. Ihre Bilder waren eine Abbildung der Realität, nur sauberer. Es waren keine zufälligen Fehler in ihren Bildern zu finden – egal ob in den Zeichnungen oder den Acrylbildern. Sie hatte einen Blick dafür, die Realität zu erfassen und so exakt wiederzugeben, dass auch später an der Akademie die Dozenten neidvoll die Augenbrauen hochzogen.

Ihre beste Lehrerin war jedoch ihre Großmutter Isabelle Delaire.

*

Isabelle Delaire verließ Paris kurz nach dem Tod ihres Mannes und zog in die Provence. Das war in etwa zur gleichen Zeit, als Alain Delaire mit seiner kleinen Familie nach Deutschland übersiedelte.

Sie verlor zeitgleich die zwei wichtigsten Personen in ihrem Leben: ihren Mann und ihre Enkelin Christina. An Christina hatte sie von Geburt an einen Narren gefressen, und sie wollte aus ihr etwas Besonderes machen.

Alain ahnte, dass seine Mutter zugrunde gehen würde, wenn sie nicht regelmäßig Kontakt zu Christina hätte. Und so einigten sie sich, dass Christina die Ferien stets bei ihr in der Provence verbringen sollte.

Das junge Mädchen liebte das Bauernhaus, den Garten, die Luft und ihre Großmutter Isabelle über alles. Es entstand eine tiefe, innige Beziehung. Die Kunst war ihr gemeinsames Thema. Sie malten zusammen, sie besuchten Galerien, sie saßen nächtelang beieinander und diskutierten über die Epochen der Kunst und bekannte Designer. Das große Verdienst von Großmutter Isabelle war es, dass sie Christina ihren eigenen Stil entwickeln ließ: exakt, filigran, perfekt.

Dieser besondere Stil öffnete ihr gleich bei mehreren Akademien die Türen, als sie ihre Bewerbungsmappe vorlegte.

*

Mit 23 Jahren hatte sie ihren ersten Freund. Einen Italiener, der die Aufnahmeprüfung in Florenz nicht geschafft hatte und deshalb nun in München studierte. Für ihn zweite Wahl, wie er nicht müde wurde zu betonen.

Sie mochte seine langen schwarzen Haare und sein Bedürfnis nach Nähe. Als sie das erste Mal miteinander schliefen, genoss sie die Intimität, aber sie hasste das Sperma. Es war für sie ekelerregend, es roch unangenehm, die milchige Farbe war für sie unrein. Ab sofort bestand sie auf ein Kondom, wenn sie miteinander schliefen. Dieses Verhalten setzte sich auch bei den folgenden Partnerschaften fort: Sie bestand immer auf ein Kondom. Viele der Männer störten sich nach einiger Zeit daran, es führte zu Streitereien, und die Beziehungen endeten meistens nach einem halben Jahr.

Auch bei ihrem letzten Freund war es ein stets vorhandenes unterschwelliges Thema. Er bezeichnete Christina als engstirnig, stur und wenig flexibel. Als dann die Sache mit dem Händewaschen noch dazukam, kapitulierte er und orientierte sich neu. Der letzte Satz, den er ihr gegenüber äußerte, war, dass sie sich ihre dämlichen Regeln und ihre Genauigkeit sonstwohin stecken könne.

Immer wenn sie Probleme hatte, fuhr sie zu ihrer Großmutter in die Provence. Isabelle verstand sie und wollte nicht sehen, dass Christina zunehmend schwieriger wurde, immer genauer, penibler und pedantischer. Als sie den Film »Besser geht's nicht« anschauten, in dem Jack Nicholson einen zwanghaften Schriftsteller verkörpert, wurde Christina – im Gegensatz zu Isabelle, die sich köstlich amüsierte – sehr still.

Graphikdesign wurde ihr Spezialgebiet. Ihre Genauigkeit wurde bewundert, da sie nur perfekte Entwürfe vorlegte. Um sie zu produzieren, benötigte Christina immer mehr Zeit. Alles musste symmetrisch sein, exakt, aufgeräumt, sauber.

Genau eine Woche nach ihrem Abschluss an der Akademie hatte sie bereits die Stelle beim Fernsehsender.

Sie entwickelte Szenenentwürfe per Hand oder am Computer, saß nächtelang im Studio und wurde von den männlichen Kollegen schon nach ein paar Wochen als hübsches, aber unnahbares Arbeitstier tituliert. Keinen ihrer Entwürfe konnte sie wegwerfen, auch wenn sie von der Produktion nicht umgesetzt wurden. Christina hob alles auf, in großen bunten Zeichenmappen oder auf der Festplatte.

Mit Großmutter Isabelle telefonierte sie ein- bis zweimal pro Monat. Von ihr – die in Christina eine begabte Künstlerin vermutete – wurde sie darin bestärkt, alle ihre Werke aufzubewahren.

*

Es war ein sonniger Tag im September, als ihr Vater bei ihr im Sender anrief.

Christina würde dieser Tag immer in Erinnerung bleiben. Am Morgen war sie gut gelaunt durch den Englischen Garten zur Arbeit geradelt. Die herbstlichen Sonnenstrahlen prickelten auf ihrer Haut und erinnerten sie an die Provence. Inspiriert von diesem Gedanken, kaufte sie sich ein Croissant und eine große Tasse Milchkaffee und schwor sich innerlich, bald wieder ihre Grand-mère Isabelle zu besuchen. Über drei Monate hatten sie sich nicht mehr gesehen. Viel zu lange, wie Christina in diesem Moment schmerzhaft bewusst wurde.

Alain hatte noch nie bei Christina im Büro angerufen. Sie wollte bei der Arbeit nicht gestört werden, und er akzeptierte es. Er hatte über die Jahre gelernt, wie ungehalten seine Tochter werden konnte, wenn sich jemand nicht an ihre Regeln hielt.

Es musste wirklich etwas Wichtiges geschehen sein, so dass er sich traute, dieses Gesetz zu brechen. Als Christina die Stimme ihres Vaters hörte, konnte sie vernehmen, wie sehr er mit sich rang, die Fassung zu wahren. Plötzlich jedoch brach es aus ihm heraus: »Christina, mein Liebes, Grandmère ist gestorben! Wir müssen nach Frankreich fahren.«

167

Sie spürte, wie sich alles in ihr weigerte, das Gehörte zu akzeptieren. Ihr Körper krümmte sich vor Schmerz. Dann begann sie zu schluchzen und verließ das Großraumbüro. Keiner der Anwesenden hatte die unnahbare Christina jemals in einer derartigen Verfassung gesehen.

Nach einer Stunde auf der Toilette gewann ihr Verstand wieder die Oberhand. Sie beendete – perfekt wie immer – ihren Entwurf für das Filmplakat und verließ das Büro.

*

Auf der halben Strecke zwischen Deutschland und Frankreich begriff Christina – aufgrund der genaueren Informationen ihres Vaters – das ganze Ausmaß der Tragödie.

Die Nachbarn ihrer Großmutter – eine Bauernfamilie, bei der Isabelle immer ihre Eier und ihr Gemüse kaufte – hatten sich gewundert, dass Isabelle seit mehr als drei Wochen nicht gekommen war. Sämtliche Anrufe bei ihr waren erfolglos geblieben. Normalerweise informierte Isabelle diese Nachbarsfamilie, wenn sie verreiste. So fühlten sie sich – im Sinne des südfranzösischen Gemeinschaftsgedankens – verpflichtet nachzusehen, was der Grund für Isabelles Fernbleiben war. Sie fuhren die vier Kilometer bis zum einsam gelegenen Bauerhaus von Isabelle. Die Katzen kamen ihnen sofort entgegen. Ihre Fressnäpfe waren leer.

Sie klopften, jedoch ohne eine Resonanz von innen zu erhalten. Die lavendelfarbene Tür war unverschlossen, und sie traten ein.

Isabelle lag auf ihrer großen weißen Couch. Der leicht süßliche Geruch ließ erahnen, dass der Tod bereits vor längerer Zeit eingetreten sein musste. Es war ein noch sehr warmer Tag im Frühherbst, als die Nachbarn sich bekreuzigten.

Sie beauftragten das im nächsten Dorf gelegene Beerdigungsinstitut mit der Abholung der Leiche. Dann riefen sie in Deutschland bei Alain an.

*

Nach zwei Tagen Autofahrt – Vater und Tochter wechselten sich mehrmals mit dem Fahren ab – und vielen retrospektiven und von Tränen begleiteten Geschichten über die geliebte Isabelle erreichten sie das Ziel. Beide waren übermüdet und gleichzeitig innerlich sehr angespannt, als sie von der Landstraße abbogen und den schmalen Weg zu Isabelles Haus hinauffuhren.

Alles wirkte wie immer: leuchtende Farben, knorrige Olivenbäume und der staubige Feldweg. Und doch war es anders, weil anstelle der Freude tiefe Trauer in ihren Herzen lag. Trauer hatten sie noch nie mit diesem Ort verbunden. Insbesondere für Christina waren diese wunderbare Umgebung und das Zusammensein mit ihrer Großmutter eine Energiequelle gewesen.

Als sie auf das Haus zuging, merkte sie, wie ihre Beine schwerer wurden und ihr Herz zu klopfen begann. Nachdem sie die Tür aufgestoßen hatte, raste ihr Herz. Die Tränen liefen ihr über die Wangen. Sie sah die Couch. Diese große weiße Couch, direkt am Fenster. Hier hatten sie gemeinsam gesessen, diskutiert, gelacht. Manchmal abends waren sie einander im Schneidersitz gegenübergesessen und hatten Baguette, Käse und Landwein liebevoll zwischen sich positioniert. Eine der wenigen Situationen in Christinas Leben, in denen sie loslassen konnte, verewigt in einem Rotweinfleck, den sie jetzt wie ein magisches Signal vor sich sah.

Sie stürzte zur Couch und vergrub schluchzend ihr Gesicht in den Kissen. Die leichte Feuchtigkeit an ihren Händen verspürte sie aufgrund ihrer eigenen Tränen nicht.

Alain stand noch in der Eingangstür des Bauernhauses und betrachtete geistesabwesend den Zusammenbruch seiner Tochter. Auch er weinte.

Christinas Rücken bebte noch immer, als sie auf ihren unter den Kissen steckenden Armen ein seltsames Kribbeln merkte. Fast wie im Traum zog sie die Arme hervor. Ihr Schrei ging Alain durch Mark und Bein. Sie schüttelte wie in einem Anfall ihre Arme – die bedeckt waren mit Maden. Unzähligen kleinen milchig weißen Maden. Maden, die jetzt von ihren Händen fielen. Sie schrie und schrie, und es wurde noch dramatischer, als ihr Vater die Kissen von der Couch riss. Maden, Tausende von Maden. Sie krabbelten über das Sofa und suchten unruhig nach der feuchten Dunkelheit.

Alain wurde schlagartig bewusst, dass seine Mutter nach Eintritt des Todes länger hier gelegen haben musste.

Christina rannte nach draußen zum Wasserhahn. Es dauerte ewig, bis das Wasser endlich floss. Zu lange hatte ihn niemand mehr benutzt. Für Christina waren diese wenigen Sekunden zu viele. Die Maden hatten sich in den feinen Härchen auf ihren Armen verfangen und fielen nur schwer von ihr ab. Dieses Bild der krabbelnden Maden brannte sich in ihr Gedächtnis ein. Dann besiegte der Ekel ihr Bestreben, sich unter Kontrolle zu bringen, und sie musste sich übergeben.

An diesem und an den folgenden Abenden fuhren sie zu einem nahegelegenen Landgasthof, um dort zu nächtigen. Mehrfach nachts hörte Alain aus dem Nebenzimmer das Wasser der Dusche rauschen.

*

Die Beerdigung verlief ländlich unaufgeregt. Isabelle war im Alter von 71 Jahren gestorben und wurde im Garten in der Nähe ihres Rosenbeetes beerdigt, so wie es ihr Wunsch gewesen war.

Nach zwei Wochen fuhren Alain und seine Tochter wieder zurück nach Deutschland. Christina nahm alle von Isabelle gemalten Bilder mit, fest verschlossen in dicken Plastiksäcken. Sie wurden nie wieder geöffnet.

Zu Hause funktionierten beide wieder wie gewohnt, Alain in seinem Managementjob, Christina beim Fernsehsender.

Kein Wort wurde über die Maden verloren, sie existierten ausschließlich in Christinas Kopf. Nachts kamen sie, eroberten Christinas Schlaf und quälten sie mit immer wiederkehrenden Bildern von madenbedeckten Gliedmaßen. Dann musste sie aufstehen und kaltes Wasser über ihre Arme laufen lassen. Zunehmend benutzte sie auch Seife. Immer wieder wusch sie ihre Hände. Am Anfang dachte sie, es würde vergehen, aber es verging nicht. Der Drang, sich die Hände zu waschen, machte sich in ihr immer stärker breit, er verfolgte sie, Tag und Nacht.

Die Haut der Hände fing an, sich zu röten, und sie ging zum Dermatologen. Dass sie sich ständig die Hände wusch und immer häufiger auch eine Bürste dazu benützte, erzählte sie niemandem. Sie fühlte sich dreckig, beschmutzt, verseucht. Ihre innere Spannung konnte sie nur reduzieren, indem sie sich wusch, wieder und wieder.

Mehrfach wurde sie von wechselnden Ärzten krankgeschrieben.

Bis nichts mehr ging und sie berufsunfähig wurde.

*

Selten mache ich Hausbesuche. Meistens sind sie im Rahmen einer Psychotherapie nicht unbedingt erforderlich. Sinnvoll sind sie meines Erachtens, um sich als Therapeut einen unmittelbaren Eindruck, zum Beispiel vom Ausprägungsgrad eines »Messie-Syndroms«, zu machen.

Bei Christina entschied ich mich dafür, da ich vermutete, dass hinter dem Waschzwang noch mehr verborgen lag. Ich sollte leider recht behalten.

Christinas Wohnung war überfüllt mit Plastiktüten. Aus Angst, es könnten wieder Maden entstehen, verpackte sie alles sofort nach Gebrauch wieder in Tüten. Kleidung, Nahrungsmittel, ihren Laptop, alles. Die Tüten waren beschriftet und füllten jeden verfügbaren Platz in ihrer kleinen Wohnung.

Die quälende Angst vor den Maden, die sie in dieser für sie traumatischen Situation überrascht hatten, bestimmte ihr Leben. Seit mehr als drei Jahren.

Die Therapie mit Christina dauerte weitere drei Jahre.

Ihr größter Erfolg auf dem Weg zur Heilung war, dass sie es nach zwei Jahren – gepflastert mit Rückfällen – wieder schaffte, das Bauernhaus von Isabelle aufzusuchen.

* * *

Bei der sogenannten Zwangsstörung besteht für den Betroffenen ein innerer Drang, Dinge zu denken oder zu tun.

Zwangshandlungen per se sind durch wiederkehrende Stereotypien (konsequent wiederholte Verhaltensmuster) gekennzeichnet. In der Regel wissen die Betroffenen, dass ihr Verhalten übertrieben und unsinnig ist.

Am Anfang versuchen sie, es zu unterdrücken, geben jedoch auf, wenn die Angst zu übermächtig wird. Es besteht eine große Angst, dass etwas Unheilvolles oder Schädliches geschehen könnte, wenn sie ihre Handlungen (Kontrollieren, Wiederholen, Ordnen, Beten, Waschen …) nicht ausführen. Insofern dient die Zwangshandlung zur Spannungsreduktion und wirkt dadurch gleichzeitig verstärkend, was zur Folge hat, dass die

Handlungen weiterhin durchgeführt werden. Der Be-
troffene macht somit nicht mehr die reale Erfahrung,
dass nichts passiert, wenn er die Handlungen unterlässt.
Zwangshandlungen werden als extrem quälend erlebt,
weil die betroffene Person praktisch erfolglos versucht,
Widerstand zu leisten.

Patienten mit einer Zwangsstörung zeigen häufig auch
Symptome einer Depression. Der Krankheitsbeginn
liegt meist in der Kindheit oder im frühen Erwachse-
nenalter, ist bei Männern und Frauen gleich häufig und
zeigt schon in der prämorbiden Phase (vor dem eigent-
lichen Sichtbarwerden der Erkrankung) beträchtliche
zwanghafte Züge.

Die Zwangsstörung ist in der Bevölkerung verhältnis-
mäßig unbekannt. Das mag auch ein Grund dafür sein,
dass Betroffene oft erst nach Jahren zielführend behan-
delt werden können. Auch die Scham, über das eigene
skurrile Verhalten zu sprechen, hindert die Betroffenen,
sich rechtzeitig an Experten zu wenden. Chronische
Verläufe sind deshalb nicht selten.

Der aktuelle Forschungsstand besagt, dass der Grund
für die Entwicklung einer Zwangserkrankung in einem
Zusammenspiel aus genetischer Veranlagung, Hirn-
stoffwechselstörung und psychischen Ursachen liegt.
Die derzeitige Behandlungsmethode der Wahl be-
steht in einer Kombination aus medikamentöser Thera-
pie (Antidepressiva, Neuroleptika) und Kognitiver Ver-
haltenstherapie.

Die Einbindung des familiären Umfeldes hat sich dabei als hilfreich erwiesen, um systemverstärkende Faktoren zu reduzieren.

Das individuelle Leiden von Zwangspatienten ist für Außenstehende oft nur schwer zu ermessen.

Therapeuten brauchen einen langen Atem, da die Zwangsstörung zu den eher hartnäckigen psychischen Erkrankungen gehört und meist alle Lebensbereiche betrifft.

FESSELN

Wir müssen unseren Dämonen ins Auge sehen
und lernen, sie zu beherrschen, um zu verhindern,
dass unsere dunkelsten Träume
zu schrecklichen Handlungen werden.

Robert I. Simon, amerikanischer Psychiater
(aus: *Die dunkle Seite der Seele*)

Sie lag vor ihm, mit beiden Händen an das spanische Eisenbett gefesselt. Ein wunderschönes Eisenbett, mit glänzenden filigranen Messingblumen verziert und dennoch unglaublich stabil.

Er hatte es vor mehreren Jahren auf einem Antikmarkt in Andalusien erstanden und es im eigenen Auto nach Deutschland transportiert. Von einem solchen Bett hatte er schon immer geträumt. Nun hatte er es, und es diente in fast begabter Weise seinem Zweck.

Bis auf hochhackige Schuhe mit roter Sohle war sie nackt. Zur besonderen Hervorhebung ihrer rasierten Geschlechtsteile hatte er ihr ein Kissen untergeschoben.

Immer wieder versuchte sie, sich ein wenig wegzudrehen, da sie sich schämte. Es gelang ihr nicht. Die Fesseln aus schwarzem Nylonseil hinderten sie und gruben sich in ihre Handgelenke.

Mit niedergeschlagenen und von ihren blonden Haaren leicht verdeckten Augen blickte sie auf seinen erigierten und pulsierenden Penis. Er näherte sich und drang unmittelbar in sie ein. Als er auf sie herabblickte, sah er ihr Gesicht vor Schmerz zucken. Das animierte ihn ganz besonders. In schnellem Rhythmus begann er zuzustoßen. Er fühlte sich vital, potent und mächtig.

Sie war seine Ehefrau.

Immer wieder fragte sie sich, warum sie sich auf dieses elende und erniedrigende Spiel eingelassen hatte.

Sie war Controllerin in einer großen und überregional tätigen Steuerberatung und setzte ihr gesamtes Wissen dafür ein, die Dinge im Griff zu haben. Wie hatte er sie so weit bringen können?

Sie wollte doch nur eines. Sie wünschte sich ein Kind von ihm.

Ohne Fesseln war es für ihn nicht möglich, mit ihr zu schlafen. Alle anderen Praktiken, von der erotischen Verführung bis hin zum Hardcore-Porno, ließen ihn kalt. Er brauchte die Fesseln und ihre damit verbundene Wehrlosigkeit. Auch wenn sie die nur simulierte. Mit Gewalt genommen hatte er sie bisher noch nicht.

Am Anfang ihrer Beziehung hatte sie die Dimension seiner sexuellen Präferenzen kolossal unterschätzt und sich wahrscheinlich, wie sich jetzt mehr und mehr zeigte, komplett verkalkuliert. Beseelt von ihrem Credo, jeder kann sich ändern, wenn er nur will, war sie optimistisch in die Ehe gestartet.

Da sie ein wenig aussah wie die junge Michelle Pfeiffer, war sie es gewohnt gewesen, bei Männern verführungstechnisch den Ton anzugeben. Sein Fesselthema hatte sie innerlich als eine Variante auf der großen sexuellen Spielwiese abgetan. Einer Freundin hatte sie sogar gesagt, dass es ganz was Spezielles sei, mit Martin zu schlafen. Obwohl er ihr alles erzählt hatte. Verrückterweise bereits bei ihrem ersten Date. So etwas hatte sie noch nie erlebt, und es hatte einen unwiderstehlichen Reiz auf sie ausgeübt. Über eine Internet-Partnerschaftsagentur hatten sie sich kennengelernt. Ihre Matching-Points waren extrem hoch gewesen, da viele persönliche Interessen ähnlich waren. In der Rubrik Sexualität hatte er angegeben, dass er experimentierfreudig sei. Sie liebte diese Internet-Kontaktforen, da sie bislang immer eine überwältigende Anzahl an Zuschriften bekommen hatte. Es bot ihr die Möglichkeit, aussuchen zu können, gepaart mit dem Gefühl, die Wahl zu besitzen.

*

Er hatte schon als Kind im Alter von elf Jahren mit Akribie Mädchen- und Frauenfiguren aus Zeitschriften ausgeschnitten und dann mit braunem Filzstift kreisförmig Linien um sie gezogen. Der Fundus für solche Körper war in der Boulevardpresse wie *Bunte* oder *Gala* schier unermesslich. Viele der weiblichen Personen waren vollbusig und blond, ähnlich seiner Mutter und seiner Großmutter. Ein Zusammenhang, den er erst Jahre später erkennen sollte.

Oft begann er bei den Füßen. Manchmal bei den Händen. Die Kreise näherten sich immer dem Mittelpunkt des

Körpers, und die Figuren wirkten zum Schluss wie besonders gekleidet. Anfangs ließ er die Regionen der Geschlechtsbereiche aus.

Später – zu Beginn der Pubertät – umkreiste er sie mit besonderer Intensität, mit einem in Wellen verlaufenden intensiven Gefühl der inneren Erregung, von dem er nicht wusste, woher es eigentlich kam. Er spürte nur eines: den Drang, es immer wieder tun zu müssen. Eine Menge Zeitschriften wurden von ihm zerschnitten. Es gab genügend. Diese Zeitschriften waren ein Lebenselixier seiner Mutter, wie auch wiederum ihrer Mutter, seiner Großmutter. Hier sahen sie die elegant gekleideten und erfolgreichen Männer von Welt, nicht solche Versagertypen, wie sie seinen Vater, auch in seinem Beisein, immer wieder bezeichneten.

Sein Vater war ein einfacher, gutmütiger Mensch. Auf Anschuldigungen heftig zu reagieren, lag ihm fern. Gar auf Konflikte einzugehen war für ihn undenkbar. Er sah ein wenig aus wie der etwas dickliche Typ im Volkstheater, der, auf der Bank sitzend, über die Ungerechtigkeit der Welt philosophiert. Harmlos. Nett. Sich raushaltend.

Die beiden Frauen übernahmen die Verantwortung und die Macht. Sie dominierten, Widersprüche duldeten sie nicht, weder in Bezug auf die kleinen Dinge des Lebens noch was die grundsätzlichen Ansichten über die Lebensführung betraf.

Häufig war er allein, weil er sich nicht mit Freunden treffen durfte. Das machte ihm, als eher introvertiertem Typ, nicht so viel aus. Geschwister gab es keine. Er sei ein Unfall gewesen, wie seine Mutter stets betonte.

So wuchs er auf.

So versuchte er, eine männliche Identität zu finden.

So bemühte er sich, eine realistische Sicht auf die Welt zu bekommen.

Seine einzige Macht waren die ausgeschnittenen Bilder. Hier konnte er seinen Phantasien nachgehen. Die Bilder fügten sich seinen Vorstellungen, den braunen Strichen und Linien, seinen Fesseln. Manchmal, wenn er seine Wut und sein Unterlegenheitsgefühl gar nicht mehr aushalten konnte, quälte er auch die Haustiere der Nachbarn. Diese waren wehrlos, und er fühlte sich stark, indem er ihnen mit der Schere in die Ohren schnitt oder sie stundenlang mit gefesselten Hinterläufen durch den Garten scheuchte. Ganz extrem mussten die Tiere leiden, wenn ihn seine Mutter als »verdammten Bettnässer« beschimpft hatte.

*

Es wäre wohl ganz anders gelaufen, wenn er nicht so phantastisch ausgesehen hätte. Mit 20 war er förmlich eine Augenweide für die Frauenwelt. Sein Haar war dunkel, voll und lockig, die Augen ungewöhnlich blau. Dieser Kontrast machte ihn zu etwas Besonderem und damit für viele begehrenswert. Wäre er extrovertierter gewesen, hätte er vermutlich Chancen als Schauspieler gehabt. So studierte er Chemie, auch weil seine Mutter es so wollte.

Regelmäßig stieß er bei seinen weiblichen Beziehungen an Grenzen. Anfänglich ging es oft gut. Wenn es zum Sexualkontakt kam, spürte er, dass es eine imaginäre Hürde gab. Er war nur erregt, wenn die Partnerin nicht die Führung übernahm, sondern sich ihm wehrlos hingab. Das steigerte sich im Lauf der Zeit. Ein Geschlechtsakt war nur noch möglich, wenn er zuvor seine Partnerin fesselte. Dann hatte er das Gefühl, potent zu sein.

Viele seiner Partnerinnen mochten diese Einseitigkeit nicht. Sie bezeichneten ihn als sexuell hochgradig gestört und verabschiedeten sich. Oftmals mit dem Zusatz, er sei ja abartig und reif für die Klapse. Seine Selbstzweifel mehrten sich und gipfelten in einem ersten Therapieversuch.

Dieser Kontakt zur Psychotherapie endete in einer herben Enttäuschung, weil er sich nicht traute, dem Therapeuten sein Problem offenzulegen. Der Therapeut erinnerte ihn optisch sehr stark an seinen Vater, nur mit Bart. Harmlos. Nett. Nichtssagend.

*

Dann traf er sich mit Karin, der Controllerin. Via Internet. Sie war 34 und wollte unbedingt ein Kind. Ein besonders hübsches Kind und besonders bald. Das vermittelte sie ihm klar und deutlich. Da fand er den Mut, auch Klartext mit ihr zu reden. Bereits beim ersten Date. So etwas hatte er noch nie getan. Karin sprang nicht ab. Im Gegenteil, sie vermittelte ihm den Eindruck, dass sie in gewisser Weise sogar fasziniert war.

Ihre erste gemeinsame Nacht verbrachten sie eine Woche später. Er band sie zart und behutsam mit zwei Seidentüchern an einen der Bettpfosten seines Eisenbettes. Sie ließ es geschehen und hatte dabei die Bilder des Films »9 1/2 Wochen« mit Mickey Rourke und Kim Basinger im Kopf. Das Neue, das Andere erregte sie, trotz eines gewissen emotionalen Widerstandes, der sich in ihr ausbreitete, so die Kontrolle aufzugeben. Joe Cockers Song »You can leave your hat on« war untrennbar mit den Bildern des Films verbunden und begleitete sie auf der Reise zu ihrer ersten inneren Explosion mit Martin.

Faszination und Erregung ebneten den Weg zur Hochzeit. Sie heirateten im Winter. Die Hochzeitsreise ging nach Thailand, und das Spiel setzte sich fort. Martin war glücklich, da er glaubte, jemanden gefunden zu haben, der ihn nicht verurteilte. Karin war glücklich, weil sie ihm in einer der heißen Nächte unter dem Moskitonetz bei rotierendem Deckenventilator das Versprechen abgenommen hatte, dass er sie nie verlasse werde. Wenn man sie später nach den Gründen für den geforderten Schwur fragte, so begründete sie dies mit der Aussage: »Ich nahm an, damit mein Leben wieder im Griff zu haben.«

Die Bandagen wurden härter. Seidentücher waren mittlerweile Vergangenheit, Handschellen oder Nylonseile die Gegenwart. Sie konnte sich jedoch nicht vorstellen, ein Kind in Fesseln zu zeugen, und verhütete deshalb weiter. Immer in der Hoffnung, ihn doch noch ändern zu können. Normalität war ein Wort, welches Tag für Tag, Stunde für Stunde durch ihr Gehirn kreiste. Dieses schlichte Wort bekam eine vorher nie geahnte Bedeutung für sie.

Was ist normal?

Was ist abnormal?

Ihr innerer Konflikt schien sie förmlich zu zerreißen. Ihre Ambivalenz zwischen der tiefen Zuneigung zu Martin und der zunehmenden Abscheu gegenüber seinen einseitigen sexuellen Wünschen brachte sie an den Rand dessen, was ihre Seele zu ertragen bereit war.

Von einer Freundin bekam sie den Hinweis, es mit einer Paartherapie zu versuchen.

Der Hochzeitstag jährte sich zum vierten Mal. Sie war inzwischen 38 Jahre alt. Martin hatte gerade seinen 36. Geburtstag gefeiert und war zum Abteilungsleiter befördert worden. Er war nach außen das, was man als gute Partie bezeichnete. Brillant aussehend, aufgrund seiner Introvertiertheit mit leicht geheimnisvollem Anflug, beruflich sehr erfolgreich in der Lebensmittelchemie.

Wie so oft war es die Frau in der Partnerschaft, die den entscheidenden ersten Schritt wagte, um sich Hilfe zu holen. Er war bereit, mitzumachen.

*

In der Therapie wurde das Undenkbare zum Denkbaren. Machtgefühle und Mutterhass, versagende Vaterfiguren, übermäßige Kontrolle versus Selbstaufgabe, der Reiz des Abnormalen, alle Ängste dieser Welt, nichts, aber gar nichts blieb tabu.

Es war ein harter Job für uns drei.

Für beide taten sich unverstellbare Dimensionen eigener seelischer Tiefen auf, vergessen, verdrängt und kompensiert, aber auf obskure Weise immer wirksam.

Zusammenhänge zu erkennen und emotional zuzulassen, hat einen befreienden Charakter und ist die Voraussetzung für die persönliche Entwicklung.

Martin gelang es, seine pubertierenden Machtgefühle und Abgrenzungstechniken gegenüber der Mutter, die sich in seiner gelebten Sexualität fortsetzten, zu reflektieren und abzulegen. Einer ihrer wesentlichen Entwicklungsschritte war es, Kontrollverlust nicht als Scheitern ihrer selbst zu definieren.

*

Ein Jahr nach Abschluss der Paartherapie bekam ich eine Karte. Darauf waren detailgenau Mann und Frau abgebildet, dazwischen ein Kinderwagen, in dem ein rosa-braungestreift gekleidetes Baby zu sehen war. Direkt über dem Kopf des Kindes war in filigraner Schrift geschrieben: »Es geht auch ohne! Unser schönes Eisenbett kommt nun auch anderweitig zum Einsatz.«
Ich musste schmunzeln.

* * *

Eine sexuelle Abweichung ist ein Sexualverhalten, das auf ein unübliches Sexualobjekt gerichtet ist oder eine unübliche Art sexueller Stimulierung anstrebt.

Von einer Deviation spricht man jedoch erst, wenn solche sexuellen Phantasien oder Handlungen immer einseitiger überwiegen beziehungsweise wenn der Betroffene fast ausschließlich darauf fixiert ist. Der Betroffene kann nur noch durch seine sexuelle Abweichung stimuliert werden oder seinen sexuellen Höhepunkt erreichen. Im therapeutischen Sinne spricht man dann von einer Störung der Sexualpräferenz, die vom Fetischismus bis zum Sadomasochismus reichen kann. Die Liste der sexuellen Deviationsvarianten ist lang. Nicht immer bleibt es auf die rein erotische Komponente fokussiert, mit der alle (erwachsenen) Beteiligten einverstanden sind. Grausamkeiten oder gewalttätige Verhaltensweisen können die Situation zum »Kippen« bringen.

Der Partner wird oft zum reinen Objekt, und seine Bedürfnisse werden weitestgehend zweitrangig.

Ungewöhnliche sexuelle Präferenzen und Aktivitäten haben dann Krankheitscharakter, wenn die Stimulation immer extremer werden muss, der Betroffene oder sein Partner darunter leidet oder gar die Kontrolle verliert.

Sexuelle Abweichungen sind – sowohl für den Patienten als auch für den Therapeuten – eine Thematik im Grenzbereich. Betroffene zögern – aus Scham – oft über Jahre, bis sie sich trauen, über ihre Probleme zu sprechen. Dementsprechend hoch ist die Zahl derer, die leiden, aber sich nicht behandeln lassen wollen.

Therapeuten werden bei der Behandlung von Personen mit einer Störung der Sexualpräferenz immer auch mit ihren eigenen Vorstellungen von einer normalen Sexualität konfrontiert. Wenn es beispielsweise an die Behandlung von Menschen geht, die sich zur sexuellen Stimulierung mit Kot beschmieren, ist Besonnenheit und Distanzierungsfähigkeit gefragt. Auch die Bereitschaft, einen Fall wohlwollend abzulehnen, insbesondere wenn er an eigene ethische Grenzen geht oder gar Abscheu erzeugt, ist Teil der professionellen Haltung.

DER MARDER

Vieles klingt zu merkwürdig, um glaubhaft zu sein,
aber nichts ist zu merkwürdig, um tatsächlich
zu geschehen.

Thomas Hardy, englischer Schriftsteller (1840–1928)

Er war Diplom-Ingenieur mit einem deutschen Diplom. Darauf war er besonders stolz. Schließlich waren die deutschen Ingenieure doch aus seiner Sicht die besten der Welt.

Schon in der Schule hätten ihm die Lehrer immer wieder sein herausragendes logisches Verständnis attestiert. Seine Märklin-Modelleisenbahn betrachte er als ein Meisterwerk der Technik. Er liebe sie. Einen der Triebwagen habe er für über 500 Euro ersteigert. Alles, was nicht auf der Schiene sei, stehe akkurat aufgereiht in einer großen Glasvitrine im Hobbykeller, seinem Refugium.

Einen BMW Oldtimer, 1600 Cabriolet, Baujahr 1971, silberfarben, habe er sich vor mehr als 15 Jahren gegönnt. Jede Minute seiner Freizeit habe er investieren müssen, um das nahezu schrottreife Automobil in ein begehrtes Sammlerstück zu verwandeln. Er fahre damit immer nur sonntags.

Sie hätten vier wunderbare Kinder. Zwei Söhne und zwei Töchter, erwachsen und bis auf den Jüngsten alle beruflich etabliert. Dieser studiere in Barcelona. Man könne es sich leisten.

Im Prinzip hätte er beruhigt und zufrieden in Rente gehen können. Wenn da diese Geschichte mit seiner Frau und dem Marder nicht gewesen wäre, diesem verdammten Marder.

Alles, was unlogisch ist, überfordere ihn. Das sei bei ihm schon als Kind so gewesen, deshalb habe er sich meist mit technischen Geräten und ihrem Innenleben beschäftigt, da diese Welt aus Kondensatoren, Widerständen und geordneten Drähten eine wunderbare Klarheit und Berechenbarkeit besitzt.

Diese Sache mit seiner Frau verwirre ihn jedoch seit langer Zeit und sei ihm mehr als unerklärlich. Nie habe er den Mut gefunden, sich jemandem anzuvertrauen.

So saß er vor mir, mit tieftraurigen Augen, grau meliertem Bart und funktionaler dunkelblauer Allwetterjacke der Marke Schöffel. Ein technisch versierter, scheinbar vernünftiger Mann, der von den psychologischen Turbulenzen seines Lebens eingeholt wurde.

*

Mit 17 Jahren hatte er Norina während eines Familienurlaubs kennengelernt.

Jeder, der etwas auf sich hielt, reiste zu jener Zeit nach Italien oder Österreich. Seine Eltern hielten besonders viel auf sich und fuhren in die Schweiz. Es war das Deutschland der 1960er Jahre, man wollte demonstrativ zeigen, dass man es geschafft hatte. Wohlstandsbekundungen waren die Devise.

Sein Vater war Chefingenieur bei einem baden-württembergischen Automobilbauer. Er hatte es zu etwas gebracht. Deshalb ging es zu dritt, für zwei Wochen, in die schon damals elitäre Schweiz.

Sie war knapp zwei Jahre jünger als er, ein eher zartgliedriges, jedoch vollbusiges Mädchen aus einem Appenzeller Bergdorf, das fünfte Kind der Herbergsfamilie, bei der sie untergebracht waren. Sie begegneten sich täglich zum Frühstück in der holzgetäfelten Stube. Morgens die Gäste zu bewirten war ihre Aufgabe. Die Haare hatte sie keck hochgesteckt. Ihre lebendigen, ungewöhnlich hellgrauen Augen versprühten eine natürliche Neugierde auf die Fremden aus der deutschen Großstadt. Ihre beiden älteren Brüder waren bereits auf dem Feld, die Schwester half der Mutter in der Küche. Gäste gab es nur wenige.

Zeit war vorhanden, Erfahrung nicht.

Als Erstes fiel ihm das leichte Lispeln auf. Ein »Sprachfehler«, erklärte sie ihm später. Bedingt dadurch, dass ihre Eltern einen Hörfehler zu spät entdeckt hätten. Damit habe sich ihre Sprachentwicklung verzögert. »Aber so ist das eben in kinderreichen Familien fernab der Zivilisation, wenn man die Jüngste ist«, verkündete sie naiv.

Ihm gefiel ihr Sprachfehler. Nach genau drei Frühstücksrunden verliebte er sich in Norina. Beziehungserfahrung hatte er nicht. Es sollte seine erste und einzige Partnerschaft bis zu seinem 62. Lebensjahr sein.

Beflügelt und euphorisiert, bat er sie, ihn auf einer Bergwanderung zu begleiten. Seine Eltern waren zu einer geführten Tour mit Hüttenübernachtung aufgebrochen. Er gab vor, ein wenig lernen zu wollen. Immerhin stand das Abitur im kommenden Jahr an. So verschaffte er ihnen den Freiraum, einen Tag gemeinsam zu verbringen.

Es kam, wie es kommen musste.

Der Tag war mild und die Verführung süß. Sie erreichten den Berggipfel nicht. Einer der für diese Region typischen Stadel mit frischem Heu diente ihnen als Unterschlupf für ihre erste sexuelle Erfahrung, geprägt von der Naivität und der Unbedarftheit der Jugend. Ein Höhepunkt des Urlaubs, der zu elementaren Konsequenzen für sie beide führen sollte.

*

Von Norinas Schwangerschaft erfuhr er vier Monate später. Der anfänglich sehr rege Briefverkehr war in den letzten Wochen sehr sparsam geworden. Voller Sorge war er gewesen, da er von einem weiteren Sommer in der Schweiz träumte.

Zu Beginn des Winters stand sie plötzlich vor ihm. In der linken Hand eine viel zu große, völlig unmodische, aber prall gefüllte Reisetasche aus Leder. »Jeder nimmt doch mittlerweile Koffer und Reisetaschen aus Kunststoff«, war das Erste, was ihm als Großstadtmenschen in den Sinn kam. In dieser anderen Umgebung wirkte sie klein, fremd und unsicher. Überrascht und konfus, wie er war, tat er jedoch das einzig Richtige. Er nahm sie in den Arm und schwieg. So wie er später noch oft schweigen sollte.

Ihr Vater sei völlig durchgedreht, er habe sie geschlagen, sie als elende Nutte beschimpft, die Deutschen als Nazis und die ganze Welt als eine gottlose Hölle. Dann habe er sich betrunken. Auch am nächsten Tag habe er sich nicht beruhigt, sondern weiter über die verletzte Ehre der Familie gejammert. Irgendwann sei seine Wut in Raserei umgeschlagen. Am Ende habe er ihre Sachen, Kleidungsstücke und ihre kleine Schallplattensammlung, auf die Straße geworfen. Keiner ihrer Brüder habe Partei für sie ergriffen. Mutter und Schwester seien völlig paralysiert gewesen.

In der Nacht habe sie sich entschlossen zu gehen. Es habe für sie nur noch ein Ziel gegeben: weg aus dieser Inzesthölle. Die einzig verfügbare Reisetasche sei die ihrer Mutter gewesen.

Der Begriff Inzesthölle hatte ihn völlig überrumpelt und quälte ihn die ganze Nacht. Was hatte sie damit gemeint, was hatte Norina wirklich erleben müssen? Die nächsten 45 Jahre sollte er keine Antwort erhalten. Er stellte unterschiedlichste Vermutungen an, konfrontierte sie – auf seine unbeholfene Art – immer wieder, aber aus ihr war absolut nichts herauszubekommen. Erst als die Dinge kumulierten und sich die Sache mit dem Marder zutrug, begann er zu begreifen.

Norina blieb, weil es keine Alternative gab. Seine Eltern hielten sich mit Vorwürfen zurück und suchten, wie immer logisch und systematisch, nach Lösungen. Das ausgebaute Dachgeschoss sollte den beiden als Wohnung dienen. Nach der Geburt des Kindes stand, ganz akkurat und wie es sich gehörte, die Legalisierung der Beziehung auf dem Plan.

Sie heirateten, als sie 18 wurde. Die Hochzeit fand in kleinem Kreis statt. Man wählte für die Feierlichkeiten einen Landgasthof in der Weingegend, nicht weit außerhalb der Stadt. Das Ambiente war gediegen, mit wunderbarem Blick auf die Weinberge. Die Hochzeit entwickelte sich atmosphärisch verträglich. Es gab ein paar schöne Hochzeitsfotos, und es wurde auch getanzt.

Danach passte seine Mutter auf das Baby auf und es gab »aufgrund der Umstände reduzierte Flitterwochen am Gardasee«, wie es sein Vater gerne, akademisch distanziert, ausdrückte.

Trotz der damals ungeahnten Konsequenzen ihrer Bergwanderung schien nun alles wieder in Ordnung. Er absolvierte seine Bundeswehrzeit. Sie wurde erneut schwanger. Die Faszination der ersten Liebe verscheuchte alle widrigen Rahmenbedingungen. Sie waren glücklich. Norina dachte nur noch selten an die Flucht aus ihrer Heimat. Manchmal sah er sie ihr Fotoalbum durchblättern. Dabei wirkte sie immer sehr in sich gekehrt. Tränen sah er sie nie vergießen.

Er studierte, Norina kümmerte sich um die Kinder.

Auf den Spielplätzen wurde sie mehr gemieden als integriert. Ihr Appenzeller Dialekt war den Menschen zu fremd. Am Anfang machte es ihr nichts aus. Die Anonymität der Großstadt empfand sie als schützend. Kaum einer sprach sie an, und ihr war es ganz recht, dass sie nicht über sich und ihre Vergangenheit reden musste. Sie hatte ja ihre Kinder, und sie hatte ihn.

Nach der Geburt des dritten Kindes setzte eine grundlegende Veränderung ein. Sie hörte deutlich schlechter und bekam ein Hörgerät.

Sie waren mittlerweile umgezogen. Ein kleines Haus am Rand der Stadt, im Grünen, mit einem idyllischen Garten, nahe am Wald. Ab und an verirrten sich auch Wildtiere in die romantischen Gärten.

Er arbeitete, sie kümmerte sich weiter hingebungsvoll um die Kinder und ihr neues Heim. Das vierte Kind ließ nicht lange auf sich warten.

In seinem Job war er erfolgreich. Rational, logisch und systematisch wickelte er die anspruchsvollen Projekte ab. Es war seine Welt der Ingenieure. Als die erste weibliche Kollegin in seine Abteilung kam, wurde Norina eifersüchtig und rief ihn mehrmals täglich in der Firma an. Zum ersten Mal in ihrer Beziehung war er genervt. Was sollte dieses Misstrauen? Schließlich hatte er ja zu ihr gestanden und sie aus diesem verdammten Bergnest in der Schweiz befreit.

Schlimmer wurde es nach dem tragischen Unfall.

Sie war mit dem Rad unterwegs, wie sie es immer tat. Nachdem alle Kinder in Kindergarten und Schule untergebracht waren, fuhr sie zum Einkaufen in die Stadt. Auf dem Rückweg wurde sie angefahren. Vermutlich hatte sie das von hinten kommende Fahrzeug nicht gehört. Es war Winter, sie stürzte und wurde im dreckigen Schneematsch am Straßenrand liegen gelassen.

Das linke Bein war mehrfach gebrochen. Trotz aller medizinischen Bemühungen und Korrekturen blieb ihr ein Hinken. Eine zweite Behinderung neben ihrer Schwerhörigkeit ist wohl zu viel gewesen für sie. So erklärte er sich den ersten großen psychischen Zusammenbruch, der dann folgte. Sie wurde von einem Verfolgungswahn geplagt und halluzinierte. Sechs Wochen auf der geschlossenen Station in der Psychiatrie waren die Folge.

Danach war sie nie wieder ohne diese verrückten Gedanken. Ihre Tabletten nahm sie nur unregelmäßig. Alles in allem funktionierte sie jedoch sozialverträglich. Man konnte in den Urlaub fahren und den Schein aufrechterhalten. Mit Freunden trafen sie sich nur noch selten, da Norina kaum noch auf sich achtete und fast schon ein wenig ungepflegt wirkte. Er traute sich nicht, sie darauf anzusprechen, und so reduzierten sich die Sozialkontakte auf ein gelegentliches Kartenspielen mit den Nachbarn.

Er arbeitete, sie engagierte sich für die Kinder. Doch die gingen nach und nach aus dem Haus.

*

Dann war das Zuhause kinderlos, ungewohnt für beide. Er beschäftigte sich mehr und mehr mit seiner Märklin-Eisenbahnsammlung. Die Kommunikation untereinander nahm deutlich ab. Er war es auch leid, immer so laut sprechen zu müssen. Sie beschuldigte ihn, er habe sie immer nur benutzt und nie wirklich geliebt. Sie sei nur seine Sex- und Gebärmaschine gewesen. Die Vorwürfe häuften sich.

Er schlug ihr vor, sich eine Beschäftigung zu suchen. Sie nahm einen Sortierjob in der Stadtbibliothek an. Es wurde nicht besser. Sie war zunehmend davon beseelt, dass er sie nur ausgebeutet habe.

Dies alles entzog sich seinem rationalen Verständnis von der Welt. Die einzige Lösung, die er für sich sah, war: Rückzug.

Und dann lag der tote Marder im Garten.

Norina entdeckte ihn zuerst. Das Tier war, unförmig zusammengekrümmt, gestorben. Keines natürlichen Todes, wie sie meinte.

Am Abend sagte sie ihm, was es wirklich mit dem toten Marder auf sich habe: Er hätte das Tier vergiftet. Er teste damit ein Gift, welches er ihr ins Essen mischen wolle. Damit er sie endlich los sei, jetzt, nachdem sie alle Dienste erfüllt habe und zu nichts mehr zu gebrauchen sei.

Er war 61, sie 59 Jahre alt. Seit ihrer ersten folgenreichen Begegnung waren 43 Jahre vergangen.

Sie kochte nur noch für sich selbst und aß allein in ihrem Zimmer. Jeden Tag besorgte sie sich frische Nahrungsmittel und bewachte diese akribisch. Sein Refugium wurde der Keller, die Modelleisenbahn und jeden Abend eine Flasche Wein.

Er hatte Angst. Angst vor dem Rentenbeginn, der in einem Jahr anstand. Er wusste weder ein noch aus.

Sein Hausarzt, ein mitfühlender Mann im gleichen Alter, gab ihm meine Kontaktdaten.

*

Mit seinen traurigen Augen wirkte er mitleiderregend. Emotionen zeigte er nicht. Er lieferte einen Zustandsbericht ab, als ob er den Defekt eines Motors beschreiben sollte, nüchtern und distanziert. Eine Erklärung dafür, warum es zu dieser Entwicklung gekommen sei, konnte er nicht geben. Die Ratlosigkeit dominierte und war für ihn fast schlimmer als das Verhalten seiner Frau.

Ihren ersten Anfall – wie er es nannte – hatte sie im Zusammenhang mit dem Fahrradunfall gehabt. Damals habe sie auch phantasiert, dass ihr jemand nach dem Leben trachte, sie umbringen und vernichten wolle. Im Krankenhaus hätten sie ihr dann ein Mittel gegen diese Vorstellungen gegeben.

Nach mehreren Sitzungen bat ich ihn, seine Frau zu mir zu schicken.

*

Sie kam, hinkend, schwer atmend und beladen mit drei Jutesäcken, in denen sie mehrere Fotoalben transportierte. Sie sprach laut und verstand mich nur schwer. Ihr Haar war grau, die lila geblümte Bluse – ein kleines farbliches Aufbäumen – stand in völligem Kontrast zu ihren klobigen schwarzen orthopädischen Schuhen. So wie sie vor mir saß, tat sie mir leid.

Unser Gespräch war von Wiederholungen durchdrungen. Die Fotos dienten ihr als Orientierungshilfe für ihr Leben. Wir traten eine Reise in ihre Vergangenheit an.

Der Beginn war dokumentiert durch angegilbte Schwarzweißbilder. Ihre beste Zeit – die Zeit mit ihren Kindern, wie sie es nannte – spiegelten farbige Hochglanzfotos wider. So erfuhr ich – fast beiläufig, weil sie dem, geschützt durch den Deckmantel der Verdrängung, kaum Bedeutung zumaß – vom frühen Tod einer ihrer Schwestern. Diese war mit vier Jahren bei einem epileptischen Anfall qualvoll erstickt. Norina und alle anderen hatten hilflos zusehen müssen, weil der Distriktarzt wegen meterhoher Schneeverwehungen nicht zu ihnen durchgekommen war.

Den sexuellen Missbrauch durch die älteren Brüder deutete sie nur an. Diese Wunde war zu tief.

Die Epilepsie der Schwester, ihr eigener Sprachfehler, aber auch das cholerische Verhalten des Vaters waren im Bergdorf Grund genug, als »Dorfdeppen« bezeichnet zu werden. Sie wurden, weil sie den Gasthof betrieben, immer mehr geduldet, aber nie wirklich gemocht.

Norina breitete letztendlich eine Geschichte vor mir aus, in der sich ihr Mann vom liebevollen, hoffnungsbringenden, selbstaufopfernden Jüngling zum aggressiven, ungeduldigen, dominanten und gefährlichen Monster entwickelte, dem sie am liebsten ins Gesicht spucken würde.

Wechselnd zwischen Vergangenheit und Gegenwart, zwischen Traumata, Wut und Hoffnung, offenbarte sie den Zerfall ihrer bereits zu Kinderzeiten fragilen Psyche.

Der Wahn war ihr Konstrukt, welches sie über Wasser hielt. Alle anderen Erlebnisse ihres Lebens waren zu bedrohlich. Sie konnte nicht darüber sprechen. Die einzige Lösung, die ihre Psyche ihr bot, war das Etablieren eines Feindbildes – ihr Mann.

In dieser einen Stunde schüttete sie, ohne es bewusst zu realisieren, einen Rucksack voller Abwertungen, Verletzungen, hochtragischer Angst- und Bedrohungsmomente vor mir aus. Der Inhalt dieses Rucksacks hätte für mehrere Leben gereicht.

Sie kam dieses eine Mal und dann nie wieder.

Der Wahn war stärker. Er sorgte dafür, dass auch ich ein Teil ihrer ausufernden paranoiden Vorstellungen wurde, infiltriert durch das eiskalte Monster namens Ehemann. Ich hatte – in guter Absicht – den Hinweis gegeben, dass es durchaus sinnvoll wäre, sich mit einem Psychopharmakon behandeln zu lassen. Das war für sie Beweis genug, dass er auch mich überzeugt hatte, einen Beitrag zur Vergiftungsprozedur zu leisten.

*

Der Wahn war stärker und besiegte ihn. Er konnte irgendwann nicht mehr, er hielt es nicht mehr aus. Er wollte einfach nur in Ruhe und Frieden leben, seine ersehnte Rente genießen. Endlose Gespräche mit seinen Kindern, verbunden mit der Hoffnung, sie könnten noch etwas ausrichten und die Mutter zu einer Behandlung bewegen, gipfelten bei ihm letztendlich in einem unumkehrbaren Entschluss. Er verließ sie.

Als junger Mann hatte er sie befreit. Als alter Mann befreite er sich selbst aus einem diabolischen Konstrukt mit dem Titel »Wahn«. Eventuell hatte er sie damit ein zweites Mal befreit, indem er ging und ihr – wenn auch nur in ihrer paranoiden Vorstellungswelt – die Bedrohung nahm.

*

Ich erfuhr nie, wie es ausging. Mir war nur eines klar: Er würde nicht allein bleiben. Mit 62 Jahren war er vermutlich zum ersten Mal in seinem Leben in der Lage, ungezwungen zu entscheiden.

* * *

Der Wahn ist eine die Lebensführung massiv behindernde Überzeugung, an der der Patient, trotz Unvereinbarkeit mit der objektiv nachprüfbaren Realität, unbeirrt festhält.

Er kann im Rahmen verschiedener psychiatrischer Erkrankungen (zum Beispiel der Schizophrenie) ein Kernsymptom darstellen, jedoch auch als eigenständiges Krankheitsbild auftreten.

Es ist für Außenstehende in der Regel aussichtslos, einen Betroffenen von seiner wahnhaften Überzeugung abbringen zu wollen. Für den Erkrankten besteht eine sogenannte »Wahngewissheit«, das heißt, er benötigt keine Beweise für seinen Wahn. Rationale Gegenbeweise oder logische Argumenationsketten werden unerschütterlich ignoriert oder sogar in den Wahn eingefügt.

Eine Behandlung ist aufgrund der fehlenden Krankheitseinsicht und der damit oftmals einhergehenden Therapieresistenz nicht einfach. Insbesondere wenn die Patienten nicht bereit sind, die erforderlichen Medika-

mente (die als Behandlungsmethode der Wahl gelten) zu nehmen.

Nur im Fall einer Fremdgefährdung dürfen die Betroffenen auch gegen ihren Willen psychiatrisch untergebracht werden.

Die meisten Wahnideen sind an sich harmlos, können aufgrund ihrer Penetranz jedoch Lebenskonzepte ins Wanken bringen oder gar zerstören.

Von induziertem Wahn spricht man, wenn zwei oder mehr Personen mit einer engen emotionalen Beziehung denselben Wahn oder dasselbe Wahnsystem teilen und sich in dieser Überzeugung bestärken. Es hat auch schon Therapeuten gegeben, die in das Wahnsystem des Klienten eingestiegen sind und gemeinsam mit ihm daran glaubten. Wahnideen haben ab und an auch etwas Verführerisches.

Gesellschaftlich sind Patienten mit einem Wahn nach wie vor mit dem Stigma »verrückt und durchgedreht« belastet.

EINE AFRIKANISCHE TRAGÖDIE

Es ist kein Zweifel, dass größere Gewalt demjenigen
angetan wird, dessen Seele in Schrecken versetzt,
als dem, dessen Leib verletzt wird.

Cicero, römischer Politiker, Anwalt, Philosoph
und Schriftsteller (106–43 v. Chr.)

Sie hatten beschlossen, nachts zu kommen.

Über fast drei Monate hinweg hatten sie intensiv diskutiert, ob dies der richtige Zeitpunkt sei. Immer wieder war
auch die Morgendämmerung im Gespräch gewesen. Die
Zeit, in der die Menschen, vor dem Ausklang der Nacht,
nochmals besonders tief schlafen.

Während einem der unzähligen Gespräche am nächtlichen Feuer hatten sie im Geist sogar versucht, ihre Urah-
nen und heidnischen Götter zu Rate zu ziehen. Alles nur,
um den idealen Zeitpunkt auszuloten, zu dem sie unge-
stört für die größtmögliche Überraschung und damit Ver-
nichtung würden sorgen können.

Im Prinzip war es ein Wunder, dass sie überhaupt gemeinsam am Feuer saßen, welches in der dunklen Nacht
ihre weißen Augen in den dunkelhäutigen Gesichtern wie
funkelnde Leuchtfeuer erscheinen ließ. Der Hass hatte

sie zusammengeführt und mit seiner Intensität dafür gesorgt, sämtliche jahrhundertealte Stammesdünkel beiseitezuschieben. Dazu hatte es großer innerer Überwindung bedurft, aber die Idee von Matthias, dem stämmigen Herero, hatte sie alle drei mehr und mehr in den Bann gezogen.

Bei selbstgebrautem Bier schwanden Bedenken und Ängste, sämtliche anfängliche Einwände wurden zunehmend ignoriert. Endlich würden sie es denjenigen heimzahlen, die für ihr Elend verantwortlich waren, die sie über Jahre hinweg geknechtet und ausgebeutet hatten. Ja, die ihnen die Freiheit geraubt hatten und sie auch heute noch täglich erniedrigten. Diese Idee von Matthias war es wert, bedingungslos verfolgt zu werden.

So kam es zu der an sich undenkbaren Dreier-Allianz zwischen dem schlanken und muskulösen Kalibo vom Stamm der Ovambo, Fredrik, dem kleinen drahtigen Nama, der auf der namibischen Jagdfarm Ipasampa Anerkennung als Fährtenleser genoss, und Matthias, dem Herero, dessen Vorfahren schon gegen die weißen Kolonialherren gekämpft hatten.

Sie redeten sich in Rage, und obwohl sie sich auf Englisch – keiner verstand die Stammessprache des anderen ausreichend – unterhalten mussten, nahmen die Überlegungen für die Attacke konkrete Gestalt an. Nachts, am besten in der Stunde vor Mitternacht, sollte es geschehen.

Eine Waffe hatte Kalibo bereits von seinem letzten Besuch im Ovamboland mitgebracht. Es war ein Schnellfeuergewehr sowjetischer Herkunft, das sein Vater aus dem Befreiungskampf der SWAPO gegen die weißen Südafrikaner mit nach Hause genommen hatte. Der Vater war längst gestorben, hatte jedoch seinem einzigen Sohn Kalibo das Versteck des Gewehrs verraten, da er selbst im Angesicht des Todes immer noch glaubte, dass die Unterdrückung durch die Weißen weitergehen und die Waffe eines Tages noch einmal gebraucht werden würde. Sogar an ausreichend Munition hatte er beim Vergraben der Waffe gedacht.

Über das Danach machten sie sich – jeder für sich und alle drei zusammen – nur wenig Gedanken. Sie wollten in erster Linie abrechnen. Wenn dabei noch eine werthaltige Beute für sie heraussprang, würde das ihr Untertauchen erleichtern. Auf jeden Fall wollten sie dann über die Grenze nach Botswana und von dort aus weiter nach Simbabwe. Dort konnte man günstig Farmland erwerben, wie sie gehört hatten.

Insgesamt war die ganze Sache nahezu kindlich naiv geplant. Wenn als Triebfeder nicht dieser große Hass gewesen wäre. Dieser Zorn, der sie blind machte für die Realität und ihr Bild vom weißen Besitzer – ihrem Arbeitgeber – und dem Leben auf der Farm allzu negativ verzerrte.

Nachdem sie sich gegenseitig hochgestachelt hatten, wollte keiner mehr zurück oder gar abspringen. Das hätte ihr Stolz verboten. Stolz waren sie, ein Stolz, der im Moment des überschwenglichen Rausches hochmütige Züge annahm und deshalb schweres Leid anrichten sollte.

*

205

Es war ein schöner Abend gewesen.

Da im afrikanischen Winter der frühe Einbruch der Dunkelheit die Nächte schnell kühl werden lässt, hatten sie den gesamten Abend im Haus verbracht. Das Akazienholz im offenen, aus Natursteinen gemauerten Kamin sorgte für wohlige Wärme und eine angenehme Stimmung. Er liebte diese Abende mit seiner Frau und ihren beiden Töchtern. Sie hatten gemeinsam einen Antilopenbraten gegessen, und er hatte zur Feier des Tages – heute war er seit genau 20 Jahren der schuldenfreie und damit alleinige Besitzer dieser Farm – eine Flasche südafrikanischen Pinotage kredenzt.

Nach dem Essen wälzten sie gemeinsam alte Fotoalben. Die Töchter genossen es, die vergilbten Schwarzweißfotos zu betrachten, und konnten nicht aufhören, Fragen zu stellen. Früh gestorben seien seine Vorfahren. Ab und zu scherzte er, indem er postulierte, dass die afrikanische Sonne halt ihren Tribut fordere. So umschrieb er die Tatsache, dass seine gesamte Familie an Hautkrebs erkrankt und letztendlich auch gestorben war.

Seine Frau Britta gab dem farbigen Dienstmädchen einen Hinweis, dass sie sich jetzt zurückziehen könne. Das war immer das unverwechselbare Zeichen, dass es an der Zeit war, sich zur Nachtruhe zu begeben.

Es war kurz nach 23 Uhr. Eigentlich schon viel zu spät für die beiden Mädchen im Alter von sechs und neun Jahren. Während der Woche waren die Kinder im Internat in Swakopmund, da ein täglicher Schulweg von der Farm in die Stadt zu weit war. Am Wochenende scheuten sie jedoch keine Entfernung, um ihre Töchter bei sich zu haben, zumal sie die Kinder erst spät bekommen hatten.

Britta machte nur selten eine Ausnahme mit dem Zubettgehen. Heute war eine, weil Hartmut bei seinen Erzählungen über seine Vorfahren in die Vergangenheit geschweift war und dabei das Gefühl für die Zeit verloren hatte. Auch Britta liebte seine Art, Geschichten zu erzählen. Seine bildhafte Sprache hatte sie schon fasziniert, als sie sich in Kapstadt während des Studiums kennengelernt und verliebt hatten. Dennoch war sie in der Ehe eher die Disziplinertere. Vermutlich lag es auch daran, dass sie aus einer britischen Offiziersdynastie stammte, die sich nach dem Zweiten Weltkrieg in Südafrika niedergelassen hatte. Nie hatte sie sich vorstellen können, einen Mann zu heiraten, dessen Großvater in der Kolonialzeit für das deutsche Kaiserreich als Schutztruppler eingesetzt war. Eigentlich wollte sie mit all dem Militärischen nichts mehr zu tun haben. Zum Glück hatte Hartmut Agrarwissenschaft studiert, was freilich von ihrem Fachbereich Marketing auch fast Lichtjahre entfernt war. Doch die lebensfrohe Stadt an der Südspitze Afrikas hatte sie bei einem Musikfestival zusammengeführt.

Hartmut überließ das Ritual des Zubettbringens heute seiner Frau. Er schüttelte die letzten Tropfen aus der Weinflasche in sein Glas und signalisierte Britta mit einer Handbewegung, dass er noch kurz auf die Veranda gehen wolle, um Luft zu schnappen. Mit einem verständnisvollen Augenaufschlag drückte sie ihre Zuneigung, ihre Dankbarkeit für diesen Abend und ihr Einverständnis aus.

Trotz der sengenden afrikanischen Sonne war ihre Haut nur mit wenigen Fältchen durchzogen, und ihre grünen Augen strahlten mit einer unglaublichen Energie. Er dachte, dass sie noch immer phantastisch aussah.

Als er draußen stand und seinen drahtigen Körper streckte, blickte er nahezu gewohnheitsmäßig, jedoch immer wieder von Neuem fasziniert in den namibischen Sternenhimmel. Es war erfrischend kühl, aber nicht kalt. Die Pracht der Sterne und die klare Luft stimmten ihn dankbar.

Sie hatten es geschafft, diese Farm zu retten. Zusammen mit Britta war es ihm gelungen, den Farmbetrieb von der reinen Rinderviehzucht zu einer international bekannten Jagdfarm zu machen.

Er blickte über die Landschaft. Das Mondlicht verwandelte die zwischen runden Felsen stehenden Akazien in surreale Erscheinungen. Nie würde er woanders leben wollen. Er liebte dieses Land.

Vor seinem inneren Auge zog seine Familienhistorie vorüber, die es ermöglicht hatte, einen Besitz von über 15 000 Hektar Land sein Eigentum nennen zu können.

Angefangen hatte es mit seinem Großvater Heiner Bach, der als deutscher Soldat im Einsatz gegen die aufständischen Hereros von der Gegend um Omaruru so fasziniert war, dass er nach der Rückkehr in die Heimat nicht aufhören konnte, davon zu schwärmen.

Die Kindheit von Hartmuts Vater war stark von dieser Begeisterung für Afrika beeinflusst. So war es fast vorhersehbar, dass er Ende der 1950er Jahre den elterlichen Betrieb, ein großes Bekleidungshaus in Mainz, verkaufte und auswanderte. Die deutsche Wirtschaft war im Aufschwung, und er erzielte einen hervorragenden Preis.

Keiner wollte zu dieser Zeit nach Afrika, alle hielten ihn für völlig verrückt. Vermutlich war er das auch, denn er kaufte sich eine Farm, ohne die geringste Ahnung vom Farmbetrieb zu haben. Sein Vater glaubte zunächst, sein Verhandlungsgeschick hätte dazu beigetragen, einen so günstigen Preis zu erzielen. Wie er später realisieren musste, waren die Preise deshalb so gesunken, weil das Land bereits das dritte Jahr in Folge ohne Regen war. Als Europäer konnte er sich – im Gegensatz zu den Einheimischen – nicht vorstellen, dass die Trockenheit unter Umständen noch jahrelang andauern könnte. Aber das Glück beschloss eindeutig, auf seiner Seite zu stehen. Kurz nachdem er das alte Kolonialfarmhaus bezogen hatte, regnete es.

Die Jahre danach waren hart, aber sein Vater schaffte es, mittels Viehwirtschaft und sinnvoller Investitionen den Farmbetrieb rentabel zu machen. Arbeitskräfte waren billig, dafür sorgte das grausame Apartheidsregime.

Hartmuts Mutter war Lehrerin und entstammte einer deutschen Bäckerfamilie, die seit über 50 Jahren im Land ansässig war.

Hartmut wurde 1969 geboren und wuchs, wie so viele Farmkinder, im Internat auf. Einer seiner ersten Schwüre, an den er sich erinnern konnte, lautete, nie die Farm zu verlassen.

Kurz nach Beendigung seines Studiums starben nacheinander beide Eltern. Es war für ihn persönlich eine schmerzhafte Zeit.

Gleichzeitig war das Land im Umbruch. Die Apartheid näherte sich dem Ende, und Namibia wurde unabhängig. Keiner der Farmer wusste, ob er sein Land und seinen Besitz würde behalten können. Die Zukunft stand auf der Kippe, und es blieb ihm nichts anderes übrig, als sich der afrikanischen Unberechenbarkeit hinzugeben. Hartmut haderte mit sich. Zum ersten und einzigen Mal in seinem Leben erwog er, die Farm zu veräußern.

Sam Nujoma, der erste Präsident des jungen Namibia, enteignete die weißen Farmer nicht. Sie konnten bleiben, allerdings waren die Fleischpreise – und damit die wirtschaftliche Basis vieler Farmbetriebe – ins Unendliche gefallen.

Hartmuts Rettung bestand darin, sich von der Viehzucht zu verabschieden und auf das Jagdmetier zu setzen. Britta zog eine phantastische Marketingkampagne in Großbritannien und den USA auf, und so war seine Farm aufgrund des dafür notwendigen Investitionsbedarfs erst einmal in den Händen der Bank. Bis vor genau 20 Jahren. Seitdem waren sie schuldenfrei.

Sie hatten die Farm Ipasampa – der Ort, an dem die roten runden Steine liegen – zu einem Kleinod für Jäger aus aller Welt gemacht. Viele Namibier bewunderten sie und eiferten ihnen nach. Runde Steine, und davon gab es auf dem Farmgelände wahrlich unzählige, galten bei den Einheimischen dieser Region als Glückssymbol. Er konnte dem wahrlich nicht widersprechen.

Hartmut und Britta glaubten, auch ihre Angestellten fair und zuvorkommend zu behandeln. Die internationalen Jagdgäste zahlten viel Geld für ihre Trophäen. Das Fleisch bekamen immer die Angestellten der Farm, die in ihrer eigenen kleinen Siedlung in der Nähe des Farmhauses wohnten.

Sie hatten ein Ausmaß an Normalität erreicht, wie es für Afrika ungewöhnlich ist. Darauf waren sie stolz.

Urplötzlich – in seinen retrospektiven Gedanken unterbrochen – stutzte Hartmut. Wo war der Hund? Das war noch nie vorgekommen, dass er auf der Veranda stand und sich seine Dogge nicht über kurz oder lang zu ihm gesellte. Was war hier los? Die Grillen hatten das Zirpen eingestellt. Aus dem Haus vernahm er auch keine Stimmen mehr. Die Kinder mussten wohl schon eingeschlafen sein.

Der erste Schuss zerriss die nächtliche Stille und traf ihn in die rechte Schulter. Die zweite Kugel zerschlug ihm den linken Oberschenkel. Alle weiteren Geschosse zertrümmerten Fensterscheiben oder schlugen in das Holzgeländer der Veranda.

Er fiel zu Boden, schrie auf vor Schmerzen und hoffte, nicht ohnmächtig zu werden. All seine Hoffnung war, dass Britta jetzt nicht auf die Veranda kam. Dann verlor er das Bewusstsein.

So bekam er nicht mehr mit, wie Britta geistesgegenwärtig zum Waffenschrank stürzte, zwei Pistolen ergriff, auf dem Steinboden nach draußen robbte und beide Magazine leer schoss. Sie war eine Farmerin, wusste sich zu verteidigen und hatte keine Angst, eine Waffe in die Hand zu nehmen und zu benutzen. Britta hörte die Kinder schreien und rief ihnen so laut sie konnte zu, dass sie im Haus bleiben sollten.

Hunderte Male hatten sie dieses gefürchtete Szenario, in ihrer Einsamkeit überfallen zu werden, gedanklich durchgespielt. Eines war für sie klar: Sie würde sich und ihre Kinder niemals abschlachten lassen.

Das Projektil, das ihre rechte Stirnseite streifte, nahm sie nicht wahr. Sie schob ein weiteres Magazin in die Pistole und schoss in die Dunkelheit.

*

Wir hatten den Freitagsflug mit South African Airways von München über Johannesburg nach Windhoek gewählt. Er dauerte lange, der Zwischenstopp in Südafrika war ein wenig zeitraubend, aber: Ich hatte Urlaub. Vier Wochen Auszeit, die ich zusammen mit meiner Familie in Namibia verbringen wollte, mit Entspannung und Ruhe und wenig Menschen um mich herum. Das war die Idee. Wir wollten ein paar Tage auf der Farm in der Nähe von Omaruru verbringen, bei guten Freunden, die ich seit Kindertagen kenne. Danach war eine Tour durch den Norden Namibias geplant.

Es sollte alles ganz anders kommen, aber das wusste ich zu diesem Zeitpunkt noch nicht.

Im Landeanflug auf den internationalen Flughafen von Namibia, Hosea Kutako, blickte ich auf die winterliche karge Steppe dieses Landes meiner Kindheit.

Das gleißende Vormittagslicht blendete mich, und ich kniff unwillkürlich die Augen zusammen. Zum Glück, denn so konnten meine Frau und Tochter die sentimentalen Erinnerungstränen, die es mir jedes Mal in die Augen trieb, wenn ich zurück nach Afrika kam, nicht sehen.

Trotzdem war ich, mit einem Lächeln auf den Lippen, in bester Stimmung, als wir das Flugzeug über die Gangway verließen und uns in Richtung des Flughafengebäudes begaben: vier Wochen keine Therapiesitzungen, keine Beratung, keine Seminare, keine Termine, sondern nur Ruhe, Natur, Weite, Entspannung. Genau das, was ich meinen Burn-out-Patienten immer »verordnete«.

*

Nach der Pass- und Zollkontrolle eilten wir zielstrebig zur Ankunftshalle, um bei der Autovermietung unser Fahrzeug in Empfang zu nehmen. Wir wollten zügig los, um noch vor Einbruch der Dunkelheit bei unseren Freunden auf der Farm zu sein.

Aus der überschaubaren Menge der wartenden Menschen hörte ich jemanden meinen Vornamen rufen. Ich war verwundert und dachte zunächst an einen Namensvetter, der gemeint sein könnte. Es war nicht vereinbart, dass uns jemand abholen sollte.

Wenige Momente später stürzte eine Frau auf mich zu und fiel mir weinend in die Arme. Es ging alles sehr schnell. Erst auf den zweiten Blick erkannte ich sie. Es war Silke, meine Freundin aus Jugendjahren. Mit starrem Gesicht folgte ihr Mann Armin. Was war hier los? Wir wollten doch zu ihnen auf die Farm fahren, und jetzt waren sie plötzlich hier am Flughafen.

»Du musst uns helfen. Es ist etwas sehr Schlimmes passiert. Unsere Nachbarn sind überfallen worden. Hartmut ist tot, Britta liegt im Krankenhaus, die Kinder sind bei ihrer Schwester in Windhoek untergebracht!« Das waren die Worte, die Silke mir voller Verzweiflung und Ratlosigkeit nahezu hysterisch entgegenschleuderte.

Die anderen Wartenden wichen erstaunt zurück. Keiner wollte seine Urlaubsgäste in einer solchen Stimmung empfangen.

Meine Frau und auch meine Tochter waren durch die unerwartete Konfrontation mit der schrecklichen Nachricht wie paralysiert. Mein Gehirn – deutlich übernächtigt durch zehn Stunden anstrengenden Nachtflug – versuchte, in den Arbeitsmodus zu kommen. Was nur bedingt gelang. Verdammt, ich bin Psychotherapeut. Was habe ich mit einem Überfall zu tun? Dies waren die primären Gedanken, die mir durch den Kopf schossen.

Kaum hatte ich innerlich eine zweite Frage formuliert, kam schon eine Erklärung auf meine unausgesprochene erste Überlegung.

»Wir brauchen dich, du musst versuchen, die Kinder zu beruhigen. Die drehen total durch! Du bist ein erfahrener Psychologe«, setzte Armin nach. So hatte ich ihn noch nie erlebt. Er war ein eher hartgesottener Typ. Jetzt wirkte er bleich und vollkommen aufgelöst. Hartmut war sein Freund gewesen. Er hatte mit ihm zusammen die Schulbank gedrückt.

*

Auf der Fahrt vom Flughafen nach Windhoek erfuhren wir, welche Tragödie sich zugetragen hatte.

Britta war es gelungen, den Überfall abzuwehren. Sie hatte versucht, die Polizeistation in Omaruru per Telefon zu erreichen, wurde aber mit lethargischer Haltung vertröstet, dass momentan kein Einsatzfahrzeug zur Verfügung stehe, sie aber versuchen würden, so bald wie möglich zu kommen.

Danach hatte sie – in einer Hand die Pistole – per Funk ihre 18 Kilometer entfernt lebenden befreundeten Nachbarfarmer Armin und Silke kontaktiert. Ihnen musste sie nicht groß erläutern, was geschehen war. Das Wort »Überfall«, Brittas Stimme, wie auch das Geschrei der Kinder im Hintergrund waren Signal genug, um den Ernst der Lage unmittelbar zu erkennen.

Armin hatte Gewehr und Revolver aus dem Schrank gerissen und war sofort losgefahren. Den Land Cruiser hatte er so schnell wie noch nie in seinem Leben über die Sandstraße zur Farm Ipasampa gejagt.

Er war zu spät gekommen, um Hartmut zu retten. Er war verblutet, da Britta aufgrund des Dauerbeschusses durch ein Schnellfeuergewehr ihn nicht hatte verbinden können. Ihr war es aber gelungen, die Angreifer in die Flucht zu schlagen.

Der Hund war mit durchgeschnittener Kehle auf dem Hof gelegen. Nach dem Ende der Schießerei – die Angreifer hatten vermutlich das sich nähernde Fahrzeug wahrgenommen – waren die Angestellten völlig verschreckt aufgetaucht und hatten sich zögernd dem Farmhaus genähert.

Drei von ihnen fehlten.

Als Armin versuchte, Britta, die schluchzend über den leblosen Hartmut gebeugt war, am Kopf notdürftig zu verbinden, traf die Polizei ein, mehr als eine Stunde nach dem Anruf. Die beiden Polizisten hatten versucht, Britta zu befragen. Das sei aufgrund ihrer psychischen Verfassung völlig unmöglich gewesen. Sie und die beiden Kinder hätten nur noch geschrien. Dann habe die Polizei Hartmuts Leiche – zu Obduktionszwecken, wie sie beiläufig grinsend bemerkten – auf ihren Wagen gelegt und gesagt, dass sie am nächsten Tag zur Spurensicherung wiederkommen würden. In der Nacht könne man sowieso nichts erkennen. Außerdem bräuchten sie die Kriminalpolizei aus der Hauptstadt Windhoek. Wenn Britta wolle, könne man noch einen Arzt verständigen.

Armin hatte die mittlerweile fast leblos wirkende Britta und die beiden Kinder in seinen Land Cruiser geschoben.

Es habe, angesichts der desolaten Vorgehensweise der Polizei, nur eine Möglichkeit gegeben: weg von diesem Ort. Dem Ort, der mit dem Glück in Verbindung gestanden hatte, bis jetzt.

*

Auf dem Weg zurück zur eigenen Farm hatte er entschieden, Silke abzuholen und direkt nach Windhoek weiterzufahren. Zum einen, um Brittas Verletzung bestmöglich behandeln zu lassen, zum anderen, um die beiden Mädchen bei der Verwandtschaft unterzubringen.

Sie hatten die ganze Strecke von knapp 200 Kilometern ohne Pause zurückgelegt. Je weiter sie sich von der Farm entfernten, desto ruhiger waren die Kinder und Britta geworden. Nahezu am Ende der nächtlichen Fahrt, nach einem Tankstopp in Okahandja, hätten alle drei nur mit leerem Blick vor sich hin gestarrt. Ansprechbar seien sie nicht mehr gewesen.

In der Klinik hatten die Ärzte Britta nach der Erstversorgung für weitere notwendige Untersuchungen stationär aufgenommen. Den Kindern hatten sie Beruhigungsspritzen gegeben, woraufhin diese fast unmittelbar einschliefen, noch auf dem Weg zu Brittas Schwester. Dort waren sie jetzt.

*

Ich versuchte, das ganze Ausmaß dieser tragischen Ereignisse zu erfassen, was mir unendlich schwerfiel, denn der Bericht, bei dem sich Armin und Silke abwechselten, klang wie die Beschreibung eines Horrorfilms.

Während ich schweigend zuhörte, nahmen die Bilder, wie es sich zugetragen haben könnte, vor meinem inneren Auge Gestalt an. Sukzessive wurde mir dabei bewusst, dass Britta und ihre Kinder hochgradig traumatisiert sein mussten. Das hatten wohl Armin und Silke auch geahnt und setzten daher all ihre Hoffnung, noch Schlimmeres zu vermeiden, in meine psychotherapeutischen Kompetenzen.

Zunehmend wurde mir mulmig, und ich erinnerte mich vage, meinen Freunden von meiner Ausbildung als Notfallpsychologe erzählt zu haben.

Den Plan, zunächst ein paar entspannte Tage auf der Farm zu verbringen, hatte ich schnell beerdigt. Der Urlaub, wenn man jetzt überhaupt noch von Urlaub sprechen konnte, würde so beginnen wie noch nie ein Urlaub zuvor.

So wie es aussah, mit einer unvorhergesehenen Behandlung akut Traumatisierter. Konnte ich mich dem jetzt noch entziehen? Sollte ich die implizit geäußerte Bitte ablehnen? War es moralisch und berufsethisch verantwortbar, jetzt »Nein« zu sagen?

Während mir diese Fragen durch den Kopf schwirrten, fing ein anderer Bereich meines Gehirns an, schon erste Interventionsschritte in Betracht zu ziehen. In diesem Moment dämmerte mir, dass ich meine Entscheidung getroffen hatte und das letzte kleine Schlupfloch, sprich kein Kinder- und Jugendtherapeut zu sein, nicht wirklich in Frage kam.

Ich musste helfen und mein Bestmögliches geben, und: Ich wollte es. Mir war klar, je früher insbesondere die Kinder psychologisch betreut werden würden, desto wahrscheinlicher war es, die in der Regel fatalen Folgeerscheinungen einer solchen Extrembelastung zumindest ansatzweise in den Griff zu bekommen.

Meine Überlegungen zur konkreten Vorgehensweise nahmen Gestalt an: Ich musste das Vertrauen der Kinder gewinnen. Dazu brauchte ich eine Art »Co-Therapeutin«, jemanden, den die Kinder gut kannten, der aber selbst nicht zu nah am Geschehen dran war. Silke schied aus, sie schien mir nicht stabil genug. Wie war es mit Brittas Schwester Hester? Ich hatte sie ein paar Jahre zuvor bei einem der legendären namibischen Grillabende flüchtig kennengelernt. Sie war vier Jahre älter als Britta, ohne Kinder, Architektin, ein wenig kühl und spröde wirkend, aber durchaus mitfühlend. Das könnte klappen.

Welche Methoden sollte ich anwenden? Funktionierte Debriefing, sprich die standardisierte kognitiv orientierte

Kurzintervention, auch bei Kindern? Wie alt waren die Kinder? Sie sprachen sehr gut Deutsch. Was passierte mit all den anderen? Ich benötigte mindestens zwei bis drei Gespräche mit den Kindern. Ich wollte die beiden Mädchen zusammen lassen, eine weitere Trennung wäre jetzt schlecht. Vielleicht waren sie ja nach den ersten Schritten auch bereit für Einzelgespräche.

Meine innere Struktur, was das konkrete Vorgehen betraf – zum Glück oft genug trainiert und praktiziert – war einigermaßen klar. Des Weiteren brauchte ich genug Raum für Flexibilität, da ich nicht genau vorhersagen konnte, wie die beiden Mädchen wirklich reagieren würden.

Gut war auf jeden Fall, dass ich, trotz aller Betroffenheit, emotional weit genug entfernt war, jedoch auch – dank einer eigenen Tochter im vergleichbaren Alter – ein Gefühl dafür hatte, wie ich mit ihnen Kontakt aufnehmen könnte.

*

Auf direktem Weg, nach knapp einer Stunde Autofahrt, die ich vermutlich mein Leben lang nicht vergessen werde, kamen wir am frühen Nachmittag in Windhoek an.

Das Anwesen von Brittas Schwester lag im luxuriösen Stadtteil Klein-Windhoek direkt am Berg. Es bot einen spektakulären Ausblick auf die Erosberge. Unter anderen Umständen hätte ich diesen Blick mit einem Begrüßungsdrink genossen. Nun hoffte ich inständig, dass die beiden Mädchen noch schliefen und ich mit Hester meine Überlegungen durchgehen konnte.

Armin und Silke waren völlig erschöpft und versuchten, sich hinzulegen, um ein wenig zu regenerieren. Das Haus war zum Glück groß genug, so dass sie Möglichkeit fanden, sich zurückzuziehen. Ich hatte den Eindruck, dass sie alles Weitere ab jetzt in meine Hände legten.

Ich rekapitulierte: Der Überfall war vor etwa 15 Stunden geschehen. Die Kinder schliefen nun seit knapp neun Stunden. Es konnte nicht mehr allzu lange dauern, bis sie aufwachen würden und das lebensbedrohende Schockerlebnis eruptionsartig wieder von ihnen Besitz ergriff.

Hester war eingeweiht. Sie kannte die beiden Kinder außerordentlich gut und sollte die Rolle der Trösterin übernehmen. Sie könnte die Mädchen auch in den Arm nehmen und für körperliche Nähe und damit auch Beruhigung sorgen. Primär musste es mir gelingen, sie zum Sprechen zu bewegen, auf welche Weise auch immer.

Es gibt nichts Kritischeres nach dem Erleben von Extrembedrohungen, als wenn Menschen sich verschließen, nicht mehr sprechen, nicht mehr zugänglich sind und die erste traumatische Reaktion sich nach innen kehrt oder gar Trauer und Schmerz abgespalten werden. Das erhöht die Wahrscheinlichkeit des Auftretens einer Posttraumatischen Belastungsstörung und deren Chronifizierung. Mein Ziel war es, das zu verhindern. Dann hatte ich vermutlich schon viel gewonnen.

*

Hester und ich saßen im Wohnzimmer, als die beiden Mädchen, Elinor, die Ältere, und Ilona, die Jüngere, Hand in Hand ganz langsam und vorsichtig den Raum betraten. Sie bewegten sich wie in Zeitlupe. Sie hatten immer noch die Schlafanzüge an, mit denen sie zu Hause auf der Farm ins Bett gegangen waren. Ihre Augen waren vom Weinen gerötet und aufgequollen. Fast zeitgleich musterten sie mich, ohne etwas zu sagen. Sie gingen weiter zu der auf der Couch sitzenden Hester, die sie mitfühlend in den Arm nahm.

Elinor wandte sich an Hester und fragte mit zittriger Stimme:»Was ist mit Ma, wo ist sie?«

»Mit Ma ist alles so weit okay. Die Verletzung am Kopf ist nicht so schlimm. Sie ist noch im Krankenhaus in Windhoek«, antwortete Hester.

»Hier bei euer Tante seid ihr sicher«, intervenierte ich, geleitet von der Idee, die beiden zunächst psychisch zu stabilisieren, indem ich ihnen einen »sicheren Ort« bot, der genug Distanz zum Tatort oder den Tätern hatte.

»Wer bist du?«, waren die ersten zögerlichen Worte von Ilona.»Pa ist tot, sie haben ihn erschossen«, fuhr sie fort, und eine Träne rollte ihr über die Wange.

»Das ist Werner, ein guter Freund von Armin und Silke. Er kennt sich aus mit Menschen, die etwas Schlimmes erlebt haben. Wir hoffen, dass er euch und uns allen helfen kann«.

»Er kann Pa auch nicht wieder lebendig machen«, entgegnete Ilona.

Beide begannen wieder zu weinen.

War jetzt der richtige Zeitpunkt, um sie erzählen zu lassen? Sie waren auf einer Jagdfarm aufgewachsen. Mit dem

Tod – zumindest in Form von erlegten Wildtieren – waren sie vertraut. Wenn ich sie zum Sprechen bringen könnte, wäre genauer eruierbar, was sie am stärksten belastete. Dann begann Elinor, als ob sie meine Gedanken gespürt hätte, zu erzählen:»Sie sind nachts gekommen. Das war feige. Wir lagen schon im Bett und konnten Pa nicht helfen. Das war das Allerschlimmste. Wir konnten ihm nicht helfen, und nun ist er tot.«

Hester sagte intuitiv das Richtige:»Aber ihr lebt, sie haben euch und Ma nicht erwischt. Eure Mutter hat gekämpft wie eine Löwin.«

Hier konnte ich ansetzen. Das war eine gute Möglichkeit für eine Intervention. Ich stand auf und näherte mich den beiden Mädchen. Knapp vor ihnen beugte ich mich nieder und hob langsam die rechte Hand, streckte Zeige- und Mittelfinger nach oben und begann, die Hand hin und her zu bewegen. Die beiden Kinder waren verblüfft. Es geschah jedoch genau das, was ich bezwecken wollte: Sie folgten mit den Augen den rhythmischen Bewegungen, hin und her, hin und her, hin und her. Dazu sagte ich, in kurzen Abständen wiederholend:»Ihr habt überlebt, eure Mutter hat euch gut beschützt.«

Nach etwa einer Minute stoppte ich die Bewegungen meiner Hand und fragte sie:»Könnt ihr es bitte selbst und gemeinsam sagen? Wir haben überlebt, unsere Ma hat uns gut beschützt.«

Fast tranceartig wiederholten sie diesen wichtigen Satz, und auf ihren Gesichtern glaubte ich, minimale Anzeichen einer Beruhigung festzustellen. Darauf hatte ich gehofft. Es war mir gelungen, neben die negative Kognition eine positive zu setzen. Sie würde ihre Wirkung entfalten.

Ich gab Hester das vereinbarte Signal.

»So, jetzt versucht ihr aber, etwas zu essen! Ich habe euch Toasts mit Schinken vorbereitet. Dazu gibt es selbstgepressten Grapefruitsaft.«

*

Der Abend verlief den Umständen entsprechend sehr still und introspektiv. Wir aßen zusammen, gesprochen wurde wenig, jeder hing seinen Gedanken nach. Über allem lagen jedoch deutlich spürbar die Sprachlosigkeit des Schockzustandes und die Unfassbarkeit des Erlebten. Egal aus welcher Perspektive.

Unterbrochen wurde er nur durch die Heimkehr von Lenni, dem Ehemann Hesters, ein Bure von altem Schlag.

Im Radio hatte er bereits die Nachricht von dem Überfall auf die Farm gehört. Seine Art, mit dem Schock umzugehen, mündete in der Vorstellung, ein Verfolgungskommando zu bilden und die Täter selbst aufzuspüren, da er von der einheimischen Polizei so gut wie nichts hielt. Armin und ich konnten ihn zwar nicht vollständig beruhigen, schafften es jedoch, ihn von absurden und sinnlosen Aktionen abzuhalten.

In diesem Zusammenhang wurde mir einmal mehr bewusst, dass der Umgang mit Trauer ein höchst individuelles Geschehen ist. Es gibt wohl kein »richtiges« oder »falsches« Reagieren auf ein traumatisches Ereignis dieser Dimension. Jeder reagiert ganz individuell.

Bevor alle zu Bett gingen, bat ich Hester, das Licht im Zimmer der Kinder brennen zu lassen.

*

Am nächsten Tag führte ich mit Elinor und Ilona weitere Gespräche. Sie hatten Vertrauen zu mir gefasst und erzählten mir die ganze Tragödie noch einmal aus ihrer Perspektive: die Schüsse, die Angst, nicht zu wissen, wie es weitergehen würde, die befehlende Stimme ihrer Mutter, dann die plötzliche Ruhe, der leblose Körper ihres Vaters, das Blut, überall auf der Veranda, und dann die Polizisten, die ihren Vater einfach mitgenommen hätten. Das ganze Geschehen wurde wieder lebendig und gipfelte bei beiden in dem Selbstvorwurf, dass sie nicht hatten helfen können.

Erneut initiierte ich bei Elinor und Ilona, gleichzeitig zur hervorgerufenen Erinnerung an die traumatisierende Situation, wieder die rhythmischen Augenbewegungen. Damit verfolgte ich das therapeutische Ziel, dass das Trauma bereits früher als üblich in den Hintergrund treten würde. Nochmals ließ ich sie wiederholen: »Wir haben überlebt, und unsere Mutter hat uns gut beschützt.«

*

Am nächsten Morgen fuhren wir alle zusammen zu Britta in die Klinik. Sie hatte einen riesigen Verband um den Kopf und saß aufrecht, jedoch völlig bleich im Krankenbett. Ihre beiden Töchter warfen sich ihr förmlich entgegen und lösten sich nur sehr langsam wieder aus ihrer Umarmung. Danach umarmte jeder Britta. Es wirkte einerseits ein wenig wie ein Kondolenzbesuch, andererseits schwebte auch eine gewisse Leichtigkeit im Raum. Vermutlich bedingt durch die Erleichterung, dass das Massaker nicht mehr Menschenleben gefordert hatte. Britta – ganz Offizierstochter – versuchte, die Haltung zu bewahren. Ihre Schwester Hester flüsterte ihr ins Ohr, dass ich ihre beiden Mädchen psychologisch betreut hatte. Britta wandte sich mir zu. Trotz des Verbandes und der Blässe im Gesicht sah sie immer noch würdevoll und gefasst aus.

Ich war der Letzte, der noch für die Umarmung ausstand. Mehrere Jahre hatte ich sie nicht gesehen, und ich erinnerte mich, dass wir oft über den Sinn und die Wirksamkeit psychotherapeutischer Maßnahmen diskutiert hatten.

Ich beugte mich zu ihr und sagte leise:»Ich habe mein Möglichstes versucht, doch eine Wunde wird immer bleiben.«

Ihre grünen Augen füllten sich mit Tränen. Sie hatte ihren Mann verloren, aber ich war mir sicher, dass sie weitermachen würde. Sie war eine Farmerin.

*

Vier Jahre später besuchten wir Britta und ihre Kinder auf Ipasampa. Sie hatte den Jagdbetrieb reduziert. Jeder Schuss war immer ein Schuss zu viel für sie.

Aber sie hatte den Ort, an dem sie so lange mit Hartmut glücklich gewesen war, nicht verlassen. Trotz aller Ungewissheit über die Motive der Täter und der Tatsache, dass man sie nicht gefunden hatte, war sie nach mehreren Monaten, die sie gemeinsam bei Hester verbracht hatten, zurückgekehrt.

Sie wollte wieder Normalität einkehren lassen, eine Normalität, von der sie jetzt wusste, dass sie in Afrika besonders fragil ist. Die Anzahl der Hunde – es waren jetzt fünf – waren ein deutliches Zeichen ihrer Sorge. Britta war der festen Überzeugung, dass Hartmut Ipasampa auch nicht verlassen hätte.

Als wir zum Grab von Hartmut gingen, bemerkte ich, dass es zwischen tragenden Olivenbäumen lag.

Britta würde bald Oliven ernten und die erste Olivenölproduzentin Namibias werden.

Elinor und Ilona bewarfen uns von hinten mit einigen dieser noch unreifen Früchte und lachten.

Eine große Erleichterung machte sich in mir breit: Die Kinder hatten – trotz dieser massiven seelischen Verletzung – ihre Lebensfreude nicht verloren.

*

Kalibo, Fredrik und Matthias werden seit mehr als fünf Jahren gesucht und wahrscheinlich – wie so oft in Afrika – für immer verschwunden bleiben.

* * *

Mit zunehmenden Erfahrungen und ermutigenden Forschungsergebnissen im Bereich psychotraumatisierender Reaktionen stellte sich heraus, dass es sehr sinnvoll ist, Opfern bereits kurz nach dem traumatischen Ereignis zur Seite zu stehen. Damit bietet sich die Möglichkeit, die Entwicklung schwererer Störungen nach einer Akuten Belastungsreaktion zu verhindern.

Die Akute Belastungsreaktion weist – je nach Schweregrad – eine Vielzahl von möglichen Symptomen auf. Häufig werden eine Einengung der Aufmerksamkeit, offensichtliche Desorientierung, Rückzug von sozialen Interaktionen, Wut und verbale Aggression, unangemessene oder sinnlose Überaktivität oder eine unkontrollierbare Trauer beschrieben.

In noch schwerwiegenderen Fällen kann es zum Gefühl der Betäubung, Derealisation, Depersonalisation kommen oder gar bis hin zur Amnesie führen.

Die Symptome zeigen sich innerhalb einer Stunde nach der psychischen oder physischen Extrembelastung und klingen frühestens nach acht Stunden wieder ab. Die gesamte Symptomatik verursacht eine zusätzliche Belastung des Traumaopfers.

Als insgesamt günstig erwies sich, dass sich die Mehrzahl der Opfer akuter Traumatisierungen, in der Regel innerhalb einer Zeitspanne von mehreren Wochen bis Monaten, ohne äußeres therapeutisches Eingreifen erholen und das Ereignis seelisch bewältigen können.

Auch bei so schweren Erlebnissen wie einem Mord im unmittelbaren Umfeld finden die meisten Menschen wieder zurück in ihr Leben.

Besonders schwer für Angehörige ist es jedoch, wenn sich der oder die Täter noch auf freiem Fuß befinden. Dann spielt oftmals das Gedankenkarussell verrückt und lässt die Betroffenen nicht zur Ruhe kommen.

Als gut untersuchte Methode zur Behandlung akut traumatisierter Personen hat sich auch das EMDR (Eye Movement Desensitization and Reprocessing) nach Francine Shapiro bewährt.

Eher zufällig entdeckte die amerikanische Psychologin Shapiro die positive Wirksamkeit von Augenbewegungen auf belastende Gedanken. Als sie in einem Park spazieren ging – so die Überlieferung –, bemerkte sie, dass belastende Gedanken (bei ihr war es eine Krebserkrankung) plötzlich weniger bedrückend wurden, als sie spontan ihre Augen rhythmisch nach rechts und links bewegte.

Heute ist EMDR eine weltweit anerkannte Therapiemethode bei psychotraumatischen Erkrankungen, und sie ist nach den Erfahrungen von Kinder- und Jugendpsychotherapeuten schon sehr früh einsetzbar (es gibt dokumentierte Fälle aus dem ersten Lebensjahr).

AUSKLANG

… kann jedoch die Psyche befreien.

Ich bin Psychotherapeut, einer von fast 36000 in Deutschland aktiv tätigen Psychologischen Psychotherapeuten. Wir befassen uns tagtäglich mit Menschen, die zu uns kommen und in weitestem Sinne ein Problem haben. Deshalb konsultieren sie uns, sonst würden sie nicht erscheinen, sei es in der psychotherapeutischen Praxis oder in der Klinik.

Das Leid ist – beruflich gesehen – unser ständiger Begleiter. Schicksale werden uns offenbart, wir bekommen Enttäuschung, Frustration und nicht selten auch Aggression zu spüren. Unerfüllte Wünsche und Sehnsüchte schwängern die Luft in unseren Sprechzimmern. Teilweise unvorstellbare Obsessionen versetzen uns in Anspannung und zerren an unseren Nerven. Überraschungen gehören zur Tagesordnung. Die von den Patienten präsentierte individuelle Historie lässt uns an dramatischen Erlebnissen teilhaben, die manchmal unsere eigene Vorstellungskraft zu übersteigen drohen.

Gute Freunde wie auch mitfühlende Klienten fragen mich des Öfteren, wie ich das nur alles aushalten könne. Folgendes möchte ich verraten: Es setzt eine Menge an psychischer Stabilität voraus, um die Tiefen der menschlichen

Seele erkunden zu können. Außerdem bin ich von der Sinnhaftigkeit und vom Nutzen der modernen Psychologie zutiefst überzeugt. Und mich hat von jeher die Widerstands- und Veränderungsfähigkeit des Menschen in ihren Bann gezogen. Was wir alles aushalten, überleben und letztendlich auch erfolgreich bewältigen können, ist manchmal schier unglaublich. Wir Therapeuten erleben diese Prozesse hautnah mit und sind aktiv an der »Heilung« beteiligt.

Eine überaus faszinierende Seite unseres Berufs besteht zweifelsohne aber auch darin, die Fragilität der Normalität zu erkennen und dabei zu realisieren, dass die Planung der Normalität häufig nicht gelingt, da unsere Psyche – mal mehr, mal weniger – anfällig dafür ist, verrücktzuspielen. Das Menschsein per se beinhaltet stets das Risiko, in die Nähe des psychischen Abgrunds zu geraten. Wir können jederzeit – und manchmal auch völlig unvorhergesehen – fallen und zerbrechen.

Ab und zu denke ich auch darüber nach, was alles passieren könnte, wenn wir unsere Tätigkeit nicht ausüben würden. Was geschähe wohl mit all den Emotionen, die wir in den therapeutischen Sitzungen zu bearbeiten und in sozialverträgliche Bahnen zu lenken versuchen? Gäbe es ohne uns Psychotherapeuten noch mehr Amokläufer, Selbstmörder oder Süchtige in unserer Gesellschaft? Psychische Störungen machen bereits heute einen Großteil aller Erkrankungen aus, mit steigender Tendenz.

Früher zog es die Menschen, wenn sie Konflikte oder Probleme hatten, die sie nicht selbst lösen oder psychisch verarbeiten konnten, oftmals in die Kirche. Der Geistliche diente als Ansprechpartner und verschaffte mit seinen Interventionen vielen Menschen Linderung, wobei er meist auf den Glauben Bezug nahm, mit der Beichte als kathartischem Element. Freilich blieben viele Menschen mit ihren psychischen Belastungen auch allein, oder sie verdrängten diese.

Mit der zunehmenden Abkehr von der Institution Kirche und dem Wunsch nach wissenschaftlichen Methoden, aber auch aufgrund des höheren Bekanntheitsgrades, der Akzeptanz und nicht zuletzt auch den Erfolgen der Psychotherapie wenden sich Hilfesuchende immer öfter an den sogenannten professionellen Helfer.

Wir werden dafür bezahlt, uns mit dysfunktionalen Verhaltensweisen, überschäumenden Emotionen und kompliziert verstrickten Gedankengängen unserer Klienten auseinanderzusetzen. Das ist unser Job, immer verbunden mit der Anforderung, Leiden zu lindern. Wir versuchen, unseren Patienten dabei behilflich zu sein, etwas zu erkennen, was sie allein nicht sehen können. Gesellschaftliche Belange dürfen wir dabei nicht aus dem Auge verlieren.

Ich gehe mittlerweile gar so weit, dass ich uns als »Kitt der Gesellschaft« betrachte, geleitet von der bereits gestellten Frage: »Was würde passieren, wenn wir unsere Tätigkeit einstellen würden?«

Unsere Arbeit verrichten wir meist im Stillen, und unsere Patienten sind nicht selten Täter und Opfer zugleich.

Die geschilderten »Fälle« geben einen kompakten und hoffentlich interessanten Einblick in den psychotherapeutischen Alltag, der immer mit dem Außergewöhnlichen zu tun hat, auch deshalb, weil die Grenze zwischen »normal« und »abnormal« fließend ist.

Dabei ist die Suche nach den Grenzen der Normalität eine Frage, die die Menschheitsgeschichte durchzieht. Die Antworten darauf variieren sehr. Sie sind von der Epoche, der Religion und der Kultur, aber auch vom persönlichen Wertekostüm des einzelnen Behandlers abhängig. Grundsätzlich gibt es das »Normale« nicht. Erich Fromm hat das bereits 1941 in seinem Buch »Furcht vor der Freiheit« wunderbar formuliert: »Es gibt eine Normalität, welche die Gesellschaft bestimmt, unabhängig davon, ob diese Gesellschaft normal oder verrückt ist.«

Eine gute Geschichte muss sich nicht an Fakten und konkrete Personen halten, sie lebt von ihrer inneren Spannung und von der Interpretation durch den Leser. Alle Dialoge, geschilderten Ereignisse und Szenarien hätten sich so oder so ähnlich zutragen können.

De facto sind damit alle in diesem Buch geschilderten Geschichten – aufgrund von Verfremdung und Anonymisierung – letztendlich Fiktion. Übereinstimmungen mit der Realität – was Personen, Handlungen, Orte und Namen anbelangt – wären dementsprechend eine Folge des Zufalls.

Die Phantasie diente mir auch als Freiraum für ein psychologisch spannendes Werk.

In diesem Sinne möchte ich mit einem Zitat von Oliver Sacks aus seinem Buch »Der Mann, der seine Frau mit einem Hut verwechselte« schließen: »Um die Person – den leidenden, kranken und gegen die Krankheit ankämpfenden Menschen – wieder in den Mittelpunkt zu stellen, müssen wir die Krankengeschichten zu einer wirklichen Geschichte ausweiten; nur dann haben wir sowohl ein ›Wer‹ als auch ein ›Was‹, eine wirkliche Person …«

DANK

Mein Dank gilt in erster Linie den Menschen, die sich in all den vielen Jahren hilfesuchend an mich gewandt haben und deren Lebensweg ich psychotherapeutisch ein Stück begleiten durfte. Ich hoffe, ich bin meiner Verantwortung gerecht geworden.

HINWEIS

Neben meinen eigenen Kenntnissen und Erfahrungen habe ich – beim Erstellen der sachlich-wissenschaftlichen Ausklänge der jeweiligen Kapitel – die Internationale Klassifikation psychischer Störungen (International Classification of Diseases, ICD-10; herausgegeben von der Weltgesundheitsorganisation) zu Rate gezogen. Dieses Manual beinhaltet sämtliche klinisch-diagnostischen Leitlinien, entspricht weitestgehend dem aktuellen Forschungsstand und dient als fundierte Grundlage jeglicher offizieller Einschätzung und Diagnose.

Darüber hinaus habe ich, wenn mich mein eigenes Wissen – bezüglich allgemeiner Fragestellungen oder historisch relevanter Tatsachen – im Stich ließ, das Internet konsultiert.

ADAM GRANT

GEBEN UND NEHMEN
Erfolgreich sein zum Vorteil aller

Gute Typen haben immer das Nachsehen, und die Egoisten räumen ab – dieses Denkschema stimmt heute nicht mehr. Denn gerade mit einer selbstlosen Einstellung kommt man meist besser voran. Anhand schlagender Beispiele aus der Wirtschaftswelt verdeutlicht der führende amerikanische Organisationspsychologe Adam Grant, dass vor allem Geber den Weg zu beruflichem Erfolg und persönlicher Zufriedenheit finden.

»Adam Grant ist der herausragende Analyst unserer Arbeitswelt.« New York Times

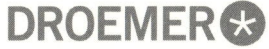

JENS CORSSEN • CHRISTIANE TRAMITZ

ICH UND DIE ANDEREN

Als Selbst-Entwickler
zu gelingenden Beziehungen

Wir verspüren Scheu gegenüber anderen und fühlen uns missverstanden. Wir warten sehnsüchtig darauf, dass unsere Gefühle erwidert und unsere Erwartungen erfüllt werden. Wir leiden unter Misstrauen, Kontrolle, Neid und fühlen uns den Machtspielen anderer ausgeliefert. Warum ist das so? Warum machen wir in unseren Beziehungen immer wieder die gleichen Fehler?
Jens Corssen, der Verhaltenstherapeut, und Christiane Tramitz, die Verhaltensforscherin, geben verblüffende Antworten auf diese Fragen und zeigen, wie wir unsere Beziehungsfähigkeit verbessern können – in der Partnerschaft, in der Familie, im Beruf und im Freundeskreis.

»Wenn wir gelingende Beziehungen zu anderen Menschen aufbauen wollen, müssen wir bei uns selbst anfangen.«
Jens Corssen

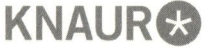

RAPHAEL M. BONELLI

SELBER SCHULD!

Ein Wegweiser aus seelischen Sackgassen

Heute verdrängen wir nicht mehr Sexualität, sondern Schuld: Klopft das Schuldgefühl an der Türe des Bewusstseins, geben wir schnell die heiße Kartoffel an andere weiter. Eltern, Lehrer, Ehepartner – alle sollen schuld sein, nur damit wir uns nicht schuldig fühlen müssen. Beim Wiener Psychiater Raphael M. Bonelli legt sich die Unschuld auf die Couch. Sein Therapievorschlag lautet: Persönliche Schuld erkennen und selbst Verantwortung für das eigene Tun übernehmen. Wer zu einem schmunzelnden »Selber schuld!« bereit ist, kann auch leichter anderen verzeihen.

»Bonelli ist der neue Watzlawick: Mit liebevollem Humor und einer gehörigen Portion Weisheit stellt er Sigmund Freud vom Kopf auf die Füße!«
Peter Hofmann, Psychiater, Medizinische Universität Graz

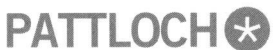